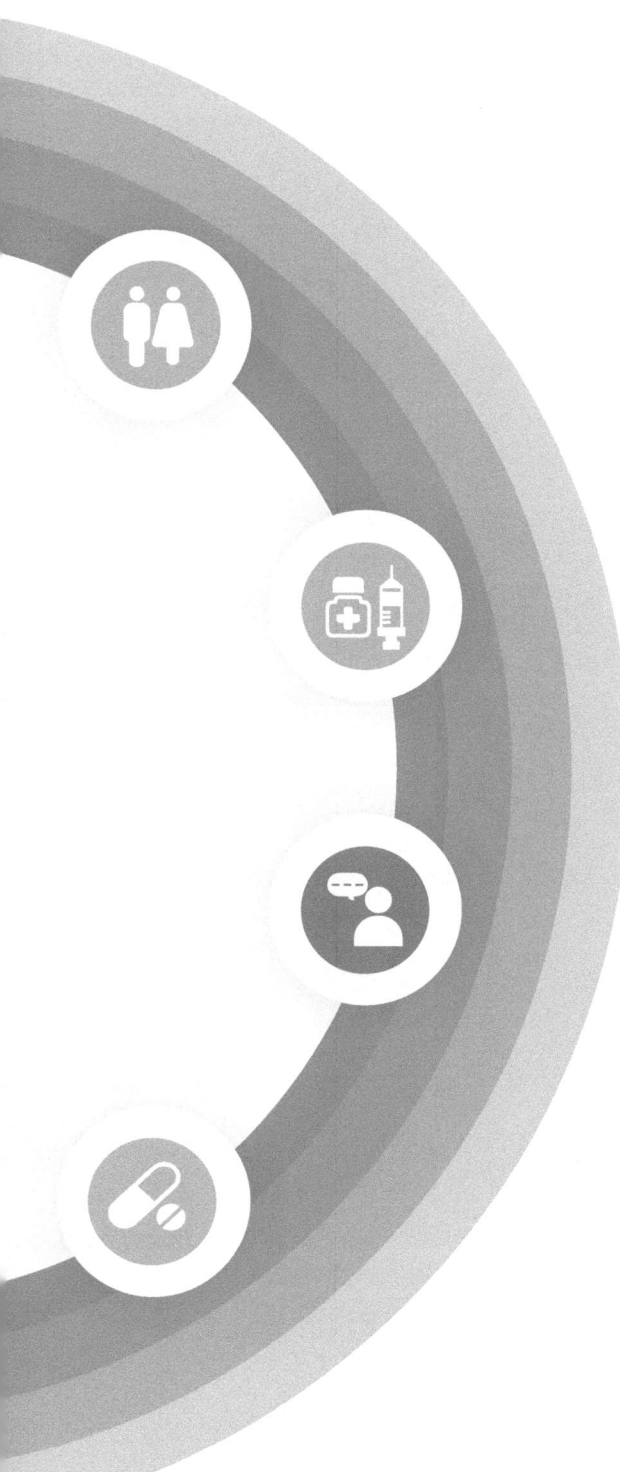

2022 의료제품 임상통계 상담사례집

식품의약품안전처
식품의약품안전평가원

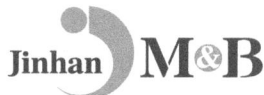

이 안내서는 의료제품 임상통계 심사 시 원칙 및 상담사례에 대하여 알기 쉽게 설명하거나 식품의약품안전처의 입장을 기술한 것입니다.

이 안내서는 대외적으로 법적 효력을 가지는 것이 아니므로 본문의 기술방식('~하여야 한다' 등)에도 불구하고 참고로만 활용하시기 바랍니다. 또한, 이 안내서는 2022년 8월 22일 현재 유효한 법규를 토대로 작성되었으므로 이후 최신 개정 법규 내용 등에 따라 달리 적용될 수 있음을 알려드립니다.

※ "민원인 안내서"란 민원인들의 이해를 돕기 위하여 법령 또는 행정규칙을 알기 쉽게 풀어서 설명하거나 특정 민원업무에 대한 행정기관의 대외적인 입장을 기술하는 것임 (식품의약품안전처 지침서등의 관리에 관한 규정 제2조)

※ 본 안내서에 대한 의견이나 문의사항이 있을 경우 제품화지원팀에 문의하시기 바랍니다.
   전화번호: 043-719-2925 / 2935
   팩스번호: 043-719-2910

목 차

제1장　임상시험에서의 통계적 고려사항　　1

Ⅰ. 임상시험계획서 ··· 3
Ⅱ. 임상시험 결과보고서 ·· 25

제2장　임상통계 상담사례　　29

Ⅰ. 눈가림 및 무작위배정 관련 사례 ································ 31
Ⅱ. 시험대상자 수 산출 관련 사례 ···································· 44
Ⅲ. 분석군 및 통계분석방법 관련 사례 ···························· 67

제3장　임상통계 질의응답　　87

Ⅰ. 시험대상자 수 산출 ·· 89
Ⅱ. 임상시험 설계 ··· 93
Ⅲ. 통계분석 ·· 101

[참고] 임상통계 용어해설　　105

제1장

임상시험에서의 통계적 고려사항

◆ 개요

임상시험계획서 및 결과보고서에 대한 임상통계 검토시 나타나는 대부분의 오류는 대부분 해당 내용에 대한 정의만 명확히 하면 해결할 수 있는 오류이며, 식품의약품안전처에서는 임상시험에서 통계 작성 시 발생하는 오류를 줄이기 위하여 2016년 9월 의약품 임상시험 통계 가이드라인을 제정한 바 있다.

본 장에서는 우리 처에서 발간한 의약품 임상시험 통계 가이드라인, ICH E9 가이드라인, EMEA 가이드라인 등을 통한 임상시험계획서 및 결과보고서의 통계부분 작성의 고려사항을 공유하여 임상시험에서 오류 및 보완을 줄이고자 하며 궁극적으로 임상시험의 시간과 비용이 줄어들 것을 기대한다.

다음 내용 및 예시는 의약품을 기준으로 작성되었지만, 모든 의료제품(의약품, 바이오, 의료기기)의 임상시험계획서 및 결과보고서의 통계부분 작성시 고려 및 적용할 수 있다.

I. 임상시험계획서

1. 시험내용

1.1 개발계획(Development Plan)

신약 개발 시 임상시험의 목적은 일반적으로 약물 개발에 따른 유익성/위해성 상관관계가 허용되는 선에서 의료제품의 안전성과 유효성이 나타날 수 있는 용량 범위나 용법 등을 찾아내는 것이다. 유익성을 얻게 되는 특정 인구 집단 및 의료제품이 처방될 수 있는 구체적 적응증 등도 명확히 정의할 수 있다.

이러한 일반적인 목적을 달성하기 위해서 구체적인 목적을 가지고 임상시험을 체계적으로 계획 한다. 개발 계획은 임상시험 계획 단계에서 구체화하며, 적절한 의사결정 시점과 지식의 축적에 따라 수정될 수 있는 유연성이 필요하다. 품목허가 신청 자료에는 각 임상시험의 개발 계획의 주요 내용과 전체적인 목적을 기술한다.

1.2 확증시험(Confirmatory Trial)

확증시험은 통상 미리 가설이 제시되고 평가되는 적절하게 잘 통제된 임상시험을 말한다. 일반적으로 확증시험은 안전성 또는 유효성에 대한 확실한 증거를 제시하기 위하여 주된 가설은 임상시험의 주요 목적으로부터 도출되고, 미리 정의되며, 임상시험 완료시에 검증이 뒤따른다. 확증시험에서는 연구 대상이 되는 치료 효과의 크기를 적절한 정밀도를 가지고 추정하고, 이것을 임상적 유의성과 연관시키는 것도 중요하다.

확증시험은 가설검정에 대한 확실한 증거를 제시하여야 하므로 임상시험계획서와 표준작업지침서를 준수하는 것이 특히 중요하다. 그러므로 임상시험 중에 발생 가능한 피할 수 없는 변경 사항들은 설명되고 문서화하며, 그 결과가 어떠한 것이었는지 평가한다. 또한 임상시험 설계에 대한 정당성 및 계획된 분석 원칙과 같은 중요한 통계적 측면 등은 임상시험계획서에 명시하고, 각 임상시험은 제한된 수의 가설들을 다룬다.

1.3 탐색시험(Exploratory Trial)

확증시험은 대부분 이 전에 수행된 탐색시험의 결과에 근거하여 설계된다. 모든 임상시험과 같이 탐색시험의 경우에도 분명하고 정확한 목적을 가져야 한다. 그러나 확증시험과는 달리 탐색시험의 주요 목적이 미리 정의된 가설을 단순히 검정하는 것이 아닐 수 있으며, 축적되는 결과에 따라 분석의 내용이나 관점이 유동적으로 바뀔 수 있도록 하기 위하여 임상시험을 계획하는 과정에서 유연성을 가질 필요가 있다. 탐색시험의 자료 분석은 먼저 자료를 탐색하는 것이며, 이러한 과정을 통해 자료에 근거한 새로운 가설을 형성하게 된다. 따라서 이러한 탐색시험의 결과만으로 유효성을 확증하기에는 한계가 있을 수 있다.

2. 임상시험 설계

2.1 평가변수

2.1.1 일차변수(Primary Variables)와 이차변수(Secondary Variables)

일차변수(목표치, 일차평가변수)는 임상적 연관성이 가장 높고 임상시험의 주요 목적과 직접적으로 연관되는 증거를 보이는 것으로서 일반적으로 하나의 일차변수를 정한다. 대부분 확증시험의 주요 목적은 유효성에 대한 과학적 증거를 제시하는 것이기 때문에 일차변수는 대부분 유효성 평가변수이다. 안전성/내약성도 때로는 일차변수가 될 수도 있으며, 언제나 중요하게 고려되어야 할 사항이다. 삶의 질 및 의료비와 관련한 측정도 잠재적 일차변수이다.

일차변수를 선정할 때에는 관련 연구 분야에서 선택된 기준 및 표준에 근거하며, 기존 연구 또는 이미 발표된 논문에서 얻어진 경험에 의해 뒷받침되는 믿을 만하고 정당화된 변수를 사용하는 것이 권장된다. 일차변수는 선정/제외 기준에 적합한 임상시험대상자

집단에서 임상적 치료 효과를 타당하고 신뢰성 있게 측정한다는 충분한 근거에 따라 선정 한다. 또한 일차변수는 일반적으로 임상시험대상자 수를 추정하는 데 이용된다.

임상시험대상자의 시험약물투여 효과를 평가하기 위한 임상평가결과변수는 명확하게 정의하여야 한다. 이는 약물처리효과를 평가함에 있어 평가시점, 평가방법 등에 따라 달리 해석될 수 있기 때문이다. 아래의 예시가 이에 대한 대표적인 사례라 할 수 있다.

1) 어떤 사망률을 말하는 것인지 부가적인 설명 없이 사망률을 일차변수로 정의하는 것은 적절하지 않다. 사망률을 이용한 평가는 정해진 시점에서의 생존률 비교 또는 일정 기간 동안의 전반적인 생존시간의 분포 비교 등 여러 방법으로 수행될 수 있어 명확화가 필요하다.

2) 어떤 임상적 사건에 대한 발현의 경우 또한 일반적인 사례이다. 이런 경우 치료 효과에 대한 측정은, 구체적인 기간 동안의 발현 여부를 나타내는 단순 이분 변수, 처음 발생할 때까지의 시간, 발현률(단위 관찰 기간 동안의 발현 수)등으로 모두 나타낼 수 있기 때문이다.

3) 만성 질환에 대한 효과 연구에서 기능 상태에 대한 측정은 일차변수 선택에 있어서 또 다른 난제이다. 여러 가지 측정 방법들이 있는데, 관찰 기간의 시작과 완료 시점에서의 측정치의 비교, 임상시험 기간 동안의 여러 시점에서 측정한 기울기의 비교, 미리 정의된 기준치에 비하여 이를 초과하거나 감소한 시험대상자의 분율을 비교, 반복 측정된 자료에 근거한 방법들에 대한 비교 등이 그것이다.

사후 정의로부터 발생하는 다중성을 피하기 위해서는 임상시험계획서에 통계적 분석에 사용될 일차 변수에 대한 정확한 정의를 명시하여야 한다. 덧붙여, 선정된 일차 변수의 임상적 의의 및 측정 과정에 대한 타당성 등도 임상시험계획서에서 언급되고 정당화되어야 한다.

일차 변수의 정의 및 선정은 이론적 근거와 함께 임상시험계획서에 기술한다. 눈가림 해제 이후 주요 변수를 재정의 하는 것은 평가하기 어려운 편향을 일으킬 수 있으므로 일반적으로 인정하기 어렵다. 주요 목적으로부터 정의된 임상 효과가 하나 이상의 방법으로 측정될 경우에는 임상시험계획서에 임상적 관련성, 중요성, 객관성 및 다른 관련된 특성 등에 근거하여 가능하면 하나의 일차 변수로 규정한다.

이차 변수는 주목적과 관련된 보조적인 측정치이거나 이차적 목적과 관련된 효과의 측정치이다. 이차 변수도 임상시험 결과 해석 시 상대적 중요성 및 역할 등을 명시함과 동시에 임상시험계획서에 정의한다.

2.1.2 복합변수(Composite Variables)

만일 주목적과 결부된 다중 측정치로부터 하나의 일차변수를 선택할 수 없는 경우에는 사전에 정의된 알고리즘을 이용하여 다중 측정치를 단일 또는 복합변수로 통합하거나 조합할 수 있다. 실제로 일차변수를 다중적 임상 검사치의 조합으로 설정 할 수 있다(예: 관절염, 정신질환 등에서 사용하는 평가 척도). 이 경우 다중성 문제를 해결하여 제1종 오류를 조정 할 필요는 없다. 다중 검사치의 조합 방법을 임상시험계획서에 명시하고, 임상적으로 적절한 유용성의 관점에서 얻어질 결과 척도에 대한 설명도 제시한다. 복합변수가 일차변수로 사용되는 경우에 각 구성 검사치가 타당성과 의미를 가지고 있다면, 종종 구성 검사치 별로 분석된다. 평정척도(Rating Scale)(용어해설 참조)가 일차변수로 사용되는 경우에는 내용 타당도(용어해설 참조), 평가자간 신뢰도(용어해설 참조), 평가자내 신뢰도(용어해설 참조), 질병 위중도의 변화 감지를 위한 반응도와 같은 요소들을 고려한다.

2.1.3 종합평가변수(Global Assessment Variables)

전반적인 유효성, 안전성 및 치료의 유용성을 측정하기 위하여 종합평가변수(용어해설 참조)를 설정하기도 한다. 이러한 형태의 변수는 객관적 변수와 환자의 상태나 변화에 대한 연구자의 전체적 소견 등을 통합하는 것이며, 일반적으로 순서화된 범주형 척도이다. 유효성에 대한 종합 평가변수는 신경과 및 정신과 치료 분야 등에서 특히 잘 확립되어 있다.

종합평가변수는 일반적으로 주관적 요소가 내재되어 있어 종합평가변수를 일차변수나 이차변수로 사용하는 경우에는 주목적에 대한 척도의 적절성, 타당도, 신뢰도에 대한 근거 등을 제시하여야 한다.

종합유용성변수를 사용할 때의 문제점은, 두 시험약물이 서로 다른 치료효과 또는 안전성을 갖고 있음에도 불구하고 동등하다는 판단이 나올 수 있다는 것이다. 예를 들어 동등성 평가시험 또는 우월성 평가시험에서 종합유용성변수를 사용하면, 비록 치료효과의 차이는 거의 없더라도 한 약물이 다른 약물에 비해 안전성 측면에서 더 좋다는 사실을 간과할 수도 있다. 따라서 종합유용성변수를 일차변수로 사용하는 것은 권장되지 않는다.

2.1.4 다중일차변수(Multiple Primary Variables)

하나의 변수로 치료효과를 대표할 수 없는 경우에는, 치료 효과의 범위를 충분히 반영할 수 있는 하나 이상의 변수들을 주 평가변수로 함께 사용하는 것이 권장되기도 한다.

다중일차변수로 계획된 임상시험의 경우, 해석방법을 면밀하게 기술하여야 한다. 시험목적에 영향을 미치는 변수가 하나인지 일부인지 또는 전체 변수인지를 확실히 설명한다. 주된 가설 또는 시험 대상의 가설과 평가변수(예: 평균, %, 분포)들은 미리 정의된 일차변수와 관련하여 명확하게 기술하고, 통계적 추론을 위한 접근 방법도 명백히 기술한다. 다중 비교 시에 발생할 수 있는 문제와 관련하여 제 1종 오류에 대한 효과를 설명하고, 제 1종 오류를 조정하는 방법도 임상시험계획서에 명시한다. 또한 제시된 일차변수간의 상관성의 범위도 제 1종 오류에 대한 영향을 평가할 때 고려한다. 임상시험의 목적이 설정된 모든 일차변수들의 효과를 증명하는 데 있다면 제 1종 오류를 조절할 필요는 없지만 제 2종 오류나 임상시험대상자 수에 대한 영향을 주의 깊게 고려한다.

2.1.5 대리변수(Surrogate Variables)

임상적 유익성에 대한 직접적인 평가가 현실적이지 않은 경우에 대리변수가 임상적 유용성에 대한 적절한 예측치라고 알려진 적응증의 경우에는 대리변수를 유효성의 평가변수로 사용할 수도 있다. 대리변수(용어해설 참조)의 사용 시 고려해야 할 두 가지 중요한 사항이 있다. 첫째, 대리변수가 연구 대상인 임상적 결과에 대한 실질적 지표가 아닐 수도 있다. 예를 들어 대리변수를 통해 하나의 특정 약리학적 작용기전에 따른 효과는 측정하지만, 치료가 미치는 작용 범위와 궁극적 효과에 대한 완전한 정보를 제공하지는 않는 경우이다. 제시된 대리변수에 대해서는 매우 긍정적 효과를 나타내는 치료가 실제로는 시험대상자의 임상적 결과에 유해한 영향을 주기도 한다. 반대로, 제시된 대리변수에 미치는 측정 가능한 영향 없이 임상적 유익성만을 언급하는 경우도 있다. 둘째로, 대리변수가 이상반응에 대비하여 직접 평가될 수 있는 임상적 유용성에 대한 정량적 측정을 하지 못할 수도 있다. 대리변수의 타당성을 평가하는 통계적 기준이 제안되어 왔으나, 사용 경험은 아직 제한적이다. 실제로 대리변수 증거의 확실성은 ①생물학적 설명 가능성(예: AIDS 발현에 대한 대리변수로서 CD4 세포수) ②임상적 결과에 대한 대리 변수의 예측치가 역학적 연구로 (유용성이) 증명된 것(예, 항고혈압제의 임상시험에서 사망에 대한 대리변수로서 혈압을 이용하는 것), ③임상시험을 통해 대리변수와 임상적 결과에서 나타난 치료 효과의 일치를 나타내는 증거 등 (예: 골다공증에 대한 임상시험에서 골 밀도는 이후의 골절률과 밀접하게 연관되어 있으므로, 골 밀도를 대리변수로 사용하는 경우)에 따라 다르다. 임상변수와 대리변수 사이의 관계는 반드시 동일 질환을 치료하는 다른 기전의 의료제품에 대해서도 항상 적용될 수 있는 것은 아니다.

2.1.6 범주화된 변수(Categorised Variables)

이분화(Dichotomisation)된 변수를 사용하거나 혹은 다른 연속, 순위 변수를 범주화하는 것이 바람직한 경우가 있다. '성공'이나 '반응'에 대한 측정 기준은 이분화의 좋은 실례이며, 이런 경우에는 기준 시점에 대한 개선율을 나타내는 연속변수 또는 역치 수준으로 범주화된 순위를 나타내는 순위, 등급, 척도 등의 관점에서 세부적인 정의가 필요하다. '확장기 혈압이 90mmHg 이하로 감소됨'은 가장 일반적인 이분화이다. 범주화는 각 범주가 명확한 임상적 의미를 가질 때 가장 유용하다. 시험결과에 따라서 사후에 기준을 정한다면 편향이 발생할 수 있으므로 범주화 기준은 사전에 임상시험계획서에 명시한다. 범주화는 일반적으로 정보의 손실을 초래하여 분석에서 검정력이 떨어지므로 임상시험대상자 수를 계산하는 경우 이 점을 고려한다.

2.2 눈가림(Blinding)

임상시험을 수행하거나 자료를 분석할 때 임상시험대상자가 어느 치료군에 배정되었는지 알게 됨으로써, 치료군에 대한 정보가 임상시험대상자의 선정, 배정, 임상시험대상자의 시험에 대한 태도, 주 평가변수의 평가, 임상시험 중단의 처리, 분석에서 자료를 제외하는 것들에 영향을 미치므로 발생하는 모든 편향의 발생을 최소화하기 위해 눈가림을 실시한다. 눈가림의 주된 목적은 편향의 가능성이 소실될 때까지 치료군을 확인하지 못하도록 막는 것이다.

이중 눈가림법은 임상시험대상자, 연구자 중 어느 누구도 임상시험대상자가 어떤 치료군에 배정되었는지를 모르게 하는 것이다. 임상시험대상자의 자격 요건을 결정하거나 주 평가변수를 산정하거나 임상시험계획서의 순응도를 평가하는 사람도 포함된다. 눈가림 상태는 임상시험의 진행 기간 동안 계속 유지되어야 하고, 자료의 질적 수준이 적정하다고 판단된 경우에만 눈가림을 해제 한다. 치료나 임상적 평가에 관련되지 않은 의뢰자(예: 임상병리사, 분석화학자, 감사관, 심각한 이상반응 보고에 관련된 자)가 눈가림을 해제해야만 하는 경우에는 적절한 표준 눈가림 해제 과정을 따른다.

단일 눈가림법은 연구자나 그 의료진은 배정 치료군을 알지만 임상시험대상자는 모르게 하는 것이며 어떤 경우에는 그 반대의 경우도 있을 수 있다. 공개 임상시험은 배정 치료군이 모두에게 다 알려져 있는 경우이다.

이중눈가림이 편향을 방지하기 위한 가장 적절한 방법에 해당되며, 치료약은 투여 전이나 투여 기간 동안 어떤 면(외형, 맛 등)에서든 구별되어서는 안된다.

이상적인 이중눈가림을 실현하는 것은 매우 어려울 수 있다. 예를 들어 수술과 약물치료법의 비교처럼 두 치료법의 양상이 완전히 다를 경우, 또는 캡슐을 사용하면 겉으로 보이는 것은 동일해도 제형의 변화가 약동학 및 약력학적 특성을 변화시키므로 두 제형의 생물학적 동등성 확립이 요구되는 경우, 또는 두 치료의 일일 용법이 다른 경우 등이다. 이러한 경우 이중눈가림을 수행하기 위한 한 가지 방법은 이중위약(double dummy, 용어해설 참조)을 사용하는 것이다. 그러나 이중위약 투여 계획은 임상시험대상자의 동기 유발과 순응도에 부정적인 효과를 미칠 수도 있다. 또한 위장 수술(dummy operative procedure)을 수반하는 등의 윤리적 문제도 이중눈가림을 어렵게 한다. 그럼에도 불구하고 이러한 어려움을 극복하기 위해서 집중적인 노력을 기울인다.

어떤 임상시험에서는 이중 눈가림이 계획되었으나 치료의 효과가 뚜렷하게 나타나서 이중눈가림이 제대로 유지되지 않기도 한다. 이런 경우에는 연구자나 관련 의뢰자에게 특정 검사 결과치(선택된 임상 실험실 검사치) 등을 모르게 함으로써 눈가림이 다소 유지될 수 있다.

이중 눈가림법의 적용이 불가능한 경우에는 단일 눈가림법을 고려한다. 어떤 경우에는 실제적 또는 윤리적인 이유로 공개 임상시험만이 가능할 수도 있다. 단일 눈가림과 공개 임상시험은 유연성을 제공하기는 하지만 연구자가 다음 치료가 어떤 것인지를 알게 되어 임상시험대상자의 선정에 영향을 받지 않도록 하는 것이 무엇보다도 중요하다. 임상시험대상자의 선정은 무작위 배정된 치료를 알기 전에 선행되어야 하며 전화에 의한 무작위배정과 같이 중앙화된 무작위배정 방법을 사용한다. 그리고 임상적 평가는 임상시험대상자 치료에 관여하지 않고 치료군의 배정을 모르는 의료진이 한다. 단일 눈가림 또는 공개 임상시험의 경우에는 편향의 다양한 발생 근원을 최소화 하며, 일차변수가 가능한 한 객관적인 것이 될 수 있도록 한다. 알맞은 눈가림의 정도에 대한 근거는 편향을 최소화하기 위해 선택된 다른 방법과 함께 임상시험계획서에 명시한다.

눈가림을 해제하는 경우는 담당 의사가 임상시험대상자의 치료를 위해 어떤 치료를 받고 있는지를 아는 것이 필수적이라고 여겨질 때에만 고려할 수 있다.그리고 눈가림 해제의 절차와 시간 등도 문서화한다.

이 가이드라인에서 자료의 눈가림 상태에서의 검토(blind review, 용어해설 참조)는 임상시험 종료(마지막 임상시험대상자에 대한 마지막 관찰)와 눈가림 해제 사이의 기간 동안 이루어지는 자료 검토를 의미한다.

2.3 무작위 배정(Randomisation)

　무작위 배정은 임상시험대상자의 치료군 배정을 보다 신중하게 할 수 있다. 무작위 배정은 임상자료를 분석할 때에도 치료 효과의 정량적 평가에 필요한 통계적 근거를 제공한다. 또한 각 치료군의 예후 인자의 분포가 유사하도록 만들어 주기도 한다. 눈가림과 함께 무작위배정을 사용하면, 치료군 배정을 예측함으로써 발생할 수 있는 임상시험대상자 선정 및 배정에 관한 편향을 제거할 수 있게 된다.

　임상시험에서 무작위배정이란 임상시험대상자를 각 치료군에 무작위로 배정하는 것이다. 간단한 경우, 이것은 치료의 일련표(또는 교차 시험에서는 치료 순서) 또는 임상시험대상자 번호에 부합되는 코드를 의미한다. 스크리닝 기간이 포함된 일부 임상시험의 경우에는 더 복잡해질 수 있지만, 임상시험대상자 치료군의 사전 배정이나 치료순서 등은 분명하게 정한다. 임상시험의 설계가 다른 경우에는 무작위배정표를 만들어 내는 절차도 다르다. 무작위배정표는 필요한 경우 재현될 수 있어야 하며, 가능한 한 동일한 난수표를 사용하거나 동일한 컴퓨터 절차와 난수를 이용한다.

　단순 무작위배정도 가능하지만 블록무작위배정에서 얻어지는 장점도 있다. 임상시험대상자의 특성이 시간에 따라 변하거나 결과적으로 임상시험대상자 모집 방식이 수정되는 경우에 블록의 사용은 치료군 간의 비교성을 증가시킬 수 있으며, 치료군 당 임상시험대상자 수를 거의 같게 해준다. 또한 교차시험의 경우에서는 더욱 효율적이고 간편한 해석을 할 수 있는 균형 설계(balanced design)를 가능하게 해준다. 블록크기를 결정할 때는 발생할 수 있는 불균형을 최소화할 만큼 충분히 작게 해야 하지만, 블록 안에서 배정이 진행됨에 따라 임상시험대상자가 어느 치료군에 배정되는지 예측하지 못하게 할 만큼의 충분한 크기는 갖춘다. 연구자와 다른 요원들이 블록크기를 알 수 없도록 하기 위하여 블록크기를 2개 이상 사용하여 무작위로 각 블록이 선택 되도록 하기도 한다.

　다기관 임상시험(용어해설 참조)인 경우에 무작위배정 절차는 중앙에서 관리하고 각 임상시험 실시기관에 따라 별도의 무작위배정을 할 수 있다. 즉 각각의 임상시험 실시기관에 따라 층화를 하거나 몇 개의 완전한 블록으로 배정하는 것이다. 일반적으로 투여 전 측정되는 중요한 예후인자들(병의 중증도, 나이, 성별 등)에 의한 층화는 각 층 안에서의 균형된 배정이 가능하도록 해주며, 이것은 소규모의 임상시험에서 더욱 유용하다. 둘 또는 세 개 이상 되는 층화 인자를 사용하는 경우는 거의 없으며, 이런 경우에는 균형있는 배정을 유지하기가 더욱 어렵고 시험약물 등의 약물재고 및 배송관리에도 어려움을 줄 수 있다. 이러한 경우에 임상시험의 나머지 과정들에서 역동적 배정계획(dynamic allocation procedure)을 사용하면 여러 층화 인자들 사이의 균형을 이루는데 도움을 줄 것이다. 무작위배정과 관련하여 층화된 인자들은 결과분석에서도, 예컨대 공변량 또는 층화모형, 고려한다.

무작위배정이 될 다음 임상시험대상자는 무작위배정 계획표의 다음 숫자에 대응하는 시험약물투여를 항상 받는다. 다음 임상시험대상자에 대한 배정 번호 부여와 약물투여군 배정은 그 임상시험대상자가 무작위배정 될 것이 확실한 경우에만 실시한다. 예측 가능한 무작위배정의 내용을 연구자 등이 미리 알 수 있게 하는 세부 사항은 임상시험계획서에 기록하지 않는다. 무작위배정계획표는 임상시험 실시 기간 동안 임상시험 의뢰자 또는 독립된 단체가 눈가림의 유지를 보증할 수 있도록 보안을 유지하여 보관 한다. 응급상황에서 임의의 임상시험대상자에 대해 눈가림을 해제해야 하는 경우, 무작위 배정계획을 열람할 수도 있다. 임상시험계획서에 그에 따른 과정, 필요한 문서, 일련의 치료 및 임상시험대상자에 대한 평가 등을 명시한다.

역동적 배정이란 배정된 치료군의 현재 균형 상태에 따라서 치료군을 배정하는 방법이다. 그리고 층화된 무작위 배정에서는 임상시험대상자가 속해 있는 층내의 현재 균형 상태에 따라서 치료군을 배정한다. 결정론적인 역동적 배정과정은 지양되어야 하며, 각 치료 배정에 무작위배정의 적정 요소가 통합되어야 한다. 또한 임상시험의 이중눈가림 상태를 유지하기 위한 최선의 노력을 기울인다. 예를 들어 임상시험대상자의 치료군 배정에 대한 정보는 대개 전화를 통해 역동적 배정을 통제하고 있는 중앙관리기관에만 한정하도록 하는 것이다. 중앙관리기관에서는 이렇게 함으로써 임상시험의 선정 기준에 대한 재점검을 할 수 있으며, 임상시험에의 참여 유무를 결정하고 특정 형태의 다기관 임상시험에서 의미를 갖는 특성들에 대한 점검이 가능하다. 이중 눈가림을 위해서는 일반적으로 임상시험용 의료제품의 사전 포장 및 라벨링이 필요하지만, 그들의 사용 순서가 반드시 순차적인 것은 아니다. 임상시험기관에서 일하는 다른 사람들이 치료군의 배정표를 알지 못하도록 적정한 컴퓨터 알고리즘을 사용하는 것이 바람직하다. 역동적 배정법을 사용하여야 할 때는 연구(행정) 지원에 따른 복잡성과 분석에 미치는 영향을 세심하게 평가한다.

2.4 임상시험 디자인

2.4.1 병행설계(Parallel Group Design)

확증시험의 가장 일반적인 임상시험 설계는 병행설계로서 이 설계는 임상시험대상자가 2 개 이상의 군 중 한 군에 무작위 배정되어 각기 다른 치료를 받는 것이다. 이때 치료는 단일용량 혹은 다용량의 시험약과 대조치료를 말하며, 대조치료에는 위약 혹은 치료효과가 있는 비교약물이 포함된다. 이 설계의 기초를 이루는 가정은 다른 설계의 경우보다는 덜 복잡하다. 그럼에도 불구하고 다른 설계와 마찬가지로 분석과 해석을 까다롭게 하는 추가적인 요소가 있을 수 있다. 예를 들면 공변량, 시간에 따른 반복 측정, 계획에 고려되는 요인간의 상호 작용, 계획서 미준수, 중도 탈락과 참여 중지 등이 있다.

2.4.2 교차설계(Crossover Design)

교차설계에서 임상시험대상자는 2 가지 이상의 치료에 순차적으로 무작위 배정되어 치료 간 비교시 임상시험대상자 자신이 대조군 역할을 하는 것이다. 이러한 방법은 특정 수준의 통계적 검정력을 확보하는데 필요한 연구대상자수를 현저히 줄일 수 있다. 가장 단순한 2 × 2 교차설계에서는 각각의 임상시험대상자가 두 연속적인 치료기간에 무작위 배정순서에 따라서 두 치료 각각을 받게 되는데, 이 때 두 연속된 치료 기간이 주로 소실기간으로 구분된다. 가장 일반적으로는 n 기간중 n(≥2) 치료를 비교하는 것인데, 이 때 각각의 임상시험대상자는 n 개의 치료를 모두 받는다. 여기에는 각각의 임상시험대상자가 n 치료 중 일부를 받거나 혹은 여러 치료가 한 임상시험대상자에게 반복 투여되는 등의 설계상의 다양성이 존재할 수 있다.

교차설계는 그 결과의 타당성을 감소시키는 문제점을 안고 있다. 주된 문제점은 잔류효과 즉, 연속되는 치료 기간에서 치료의 잔류 영향이다. 부가적인 모형에서 부적절한 잔류효과는 직접적인 치료효과 비교에 편향을 일으킬 수 있다. 2×2 설계에서 잔류효과는 치료와 치료기간 간의 상호작용(용어해설 참조)과 통계적으로 구분될 수 없으며, 각 효과에 대한 상호 대조가 '시험대상자 간'에 있기 때문에 검정력이 약하다.

이러한 문제는 차원 높은 설계로 어느 정도 극복할 수 있지만 완전히 제거할 수는 없다. 그러므로 교차설계를 사용할 때는 잔류효과를 피하는 것이 매우 중요하다. 이는 연구대상 질환과 새로운 치료약물에 대한 적절한 지식을 근거로 연구를 설계함으로써 가능하다. 연구대상이 되는 질환은 만성적이고 안정적이어야 한다. 약물의 효과는 치료기간 중에 충분히 발현될 수 있어야 한다. 휴약기는 약물의 효과가 완전히 소실될 정도로 충분히 길어야 한다. 이러한 조건은 기존의 정보와 자료에 의하여 임상시험 전에 확립되어야 한다.

교차설계에서 주의를 기울여야 하는 또 다른 문제점이 있는데 가장 중요한 것은 중도 탈락 등과 같은 시험대상자 수의 감소로 인하여 분석과 해석이 어렵다는 것이다. 또한, 잔류효과의 가능성은 치료기간 이후에 발생하는 이상반응이 어느 치료에 의한 것인지 분별하기 어렵다는 점으로 이어진다. 교차설계는 일반적으로 중도 탈락하는 임상시험대상자가 작을 것으로 기대되는 제한된 상황에만 적용한다.

동일 약물의 두 제제의 생물학적 동등성을 입증하는데 2 × 2 교차설계가 일반적으로 사용된다. 건강한 자원자에게 적용하는 경우, 두 투약기간 사이의 휴약기가 충분히 길면 잔류효과는 관련 약동학적 변수에는 영향을 미치지 않는 것으로 보인다. 그러나 개별 치료기에 들어가기 전에 실제로 얻은 자료를 기초로 예를 들어 약물이 검출되지 않는다는 것을 증명함으로써 분석기간 중에 이러한 가정을 확인하는 것이 중요하다.

2.4.3 요인설계(Factorial Design)

요인설계는 치료의 조합을 다양하게 하여 두 개 이상의 치료를 동시에 평가한다. 가장 단순한 예는 2 × 2 요인설계인데, 예를 들면 A와 B 두 치료방법의 4가지 가능한 조합(A 단독투여군, B 단독투여군, A와 B 동시투여군, A도 B도 없음)중 하나에 임상시험대상자를 무작위 배정하는 방법이다. 많은 경우 요인설계는 A와 B의 상호작용을 검정하는데 사용된다. 시험대상자 수를 주효과 검정에 근거하여 산출하였다면, 상호작용을 알아내기 위한 통계적 검정력은 부족하다. 두 치료 방법에 동시에 이용될 가능성이 있는 경우, 특히 이 설계를 이용하여 A와 B의 상호작용을 검정하려 한다면 통계적 검정력에 대한 고려는 중요하다.

요인설계 적용의 중요한 다른 예는 이전의 임상시험에서 치료 C 및 D 각각의 단일 치료의 유효성이 각 용량마다 확립된 경우에 치료 C와 D를 동시 사용에 대한 용량-반응 특성을 확립하는 것이다. C의 용량 m은 보통 0 용량(위약)을 포함하여 선택되고, D의 용량 n과 비슷하다. 전체적인 디자인은 m×n 개의 치료 군으로 구성되고, 각 군은 C와 D의 다른 용량 조합이 투여된다. 반응 면적의 결과 추정값은 임상적 사용을 위한 C와 D의 적절한 조합 용량을 확인하는 데 도움이 된다.

2 × 2 요인설계는 개개의 치료효과 평가에 필요한 동일한 시험대상자 수로 두 치료의 유효성을 동시에 평가함으로써 임상시험대상자를 효율적으로 이용하는데 쓰이기도 한다. 이러한 전략은 사망률을 주결과변수로 하는 대규모 임상시험에 특히 매우 유용한 것으로 증명되었다. 이러한 설계의 효율성과 타당성은 치료 A와 B간의 상호작용이 없을수록 높아진다. 다시 말하면 A와 B의 주 효과변수에 미치는 영향은 가법적 모형(additive model)을 따르며, 따라서 A의 효과는 실질적으로 B의 존재여부에 관계없이 일정하다는 것이다. 교차설계와 마찬가지로 이러한 조건이 합치된다는 증거가 과거 정보나 자료에 의하여 임상시험 이전에 확립되어야 한다.

2.5 비교유형

2.5.1 우월성 평가시험(Superiority Trials)

유효성을 과학적으로 입증하기 위해서는 위약대조시험에서 위약에 대한 우월성을 입증하거나, 대조치료약에 대한 우월성을 보이거나, 혹은 용량-반응관계를 증명해야 한다. 이런 종류의 임상시험을 우월성 평가시험(용어해설 참조)이라 하며 특별한 언급이 없는 한 본 가이드라인에서는 우월성 평가시험을 대상으로 하고 있다.

우월성 평가시험에서 유효성이 있는 것으로 나타난 치료약이 존재할 때 위중한 질환의 경우 위약 대조시험은 비윤리적일 수 있다. 이런 경우 대조약으로는 위약이 아닌 기존 치료약의 사용이 고려된다. 위약 대조 혹은 치료약 대조의 적합성은 임상시험에 따라 개별적으로 고려한다.

2.5.2 동등성 평가시험 또는 비열등성 평가시험(Equivalence or Non-inferiority Trial)

어떤 경우 우월성을 보이려는 목적 없이 시험약을 대조약과 비교하기도 한다. 이런 유형은 그 목적에 따라서 2가지 범주로 구분된다. 즉, 하나는 '동등성 평가시험'(용어해설 참조)이고 다른 하나는 '비열등성평가시험'(용어해설 참조)이다.

생물학적 동등성 평가시험은 전자에 속한다. 어떤 경우에는 임상적 동등성 시험이 수행되는데, 예를 들면 화합물이 흡수되지 않아서 혈류에 존재하지 않을 때 복제약이 시판되고 있는 약과 임상적으로 동등성을 입증하기 위하여 실시되기도 한다.

많은 활성대조시험은 시험약의 효과가 활성 대조약보다 나쁘지 않음을 입증하기 위하여 설계되므로 후자에 속한다. 활성대조시험의 또 다른 경우는 시험약의 여러 용량을 표준치료제의 권고 용량 또는 여러 용량들과 비교하는 경우이다. 이러한 설계의 목적은 시험약의 용량-반응관계를 보여주는 동시에 활성 대조약과 시험약을 비교하는 것이다.

활성 대조 동등성 평가시험 혹은 비열등성 평가시험에서는 위약을 포함한 임상시험을 수행함으로써 여러 목적을 추구할 수도 있다. 예를 들면, 시험약의 위약에 대한 우월성을 확립하고, 활성대조약이 위약보다 우월함을 입증함으로써 그 임상시험의 타당성을 입증하고 동시에 시험약이 활성 대조약과 유사한 정도의 유효성 및 안전성 정도를 평가하는 것이다. 이 설계의 장점은 위약대비 시험약의 우월성을 확실하게 평가할 수 있다는 것이다.

위약을 시험에 포함하지 않거나 시험약의 여러 용량을 포함하지 않은 활성 대조 동등성 평가시험(혹은 비열등성 평가시험)에는 설계상의 몇 가지 어려움이 잘 알려져 있다. 이는 우월성

시험에서는 대조약 대비 시험약의 우월성을 확실하게 평가할 수 있는 반면에, 활성 대조 동등성 평가시험(혹은 비열등성 평가시험)에서는, 비록 시험약이 활성대조약과 동등함(혹은 비열등함)을 보인 경우에도, 시험약이 위약보다 우월하지 않을 수 있다. 그러므로 활성 대조 동등성 평가시험(혹은 비열등성 평가시험)에서 시험약이 위약보다 우월함을 보이기 위해서는, 활성대조약과 위약을 비교하는 등 별도의 임상적인 증거가 필요하게 된다.

활성대조약은 조심스럽게 선택한다. 관련 적응증에서의 유효성이 적절한 우월성 평가시험에서 분명하게 확립/정량화되었고, 기 수행된 임상시험과 유사하게 설계된 활성 대조시험에서 유사한 효과를 보일 것으로 기대되는 치료약이 일반적으로 이용된다. 이러한 목적으로 새롭게 수행되는 임상시험은 임상적, 통계적 발전을 고려하여 기 수행된 활성대조약이 임상적으로 명백한 유효성을 보인 우월성 평가시험과 동일하게 설계(일차변수, 활성 대조약의 용량, 시험대상자 선정기준 등)하는 것이 바람직하다. 다만, 다르게 설정하는 경우 이에 대한 타당성을 제시하여야 한다.

동등성 혹은 비열등성을 입증하기 위하여 설계된 임상시험계획서에는 그 의도를 분명히 기술한다. 임상시험계획서에 동등성 경계 혹은 비열등성 경계를 사전에 기술하여야 하며 이 경계는 임상적으로 허용 가능한 범위로서 위약대비 활성대조약의 우월성 평가시험에서 관찰된 활성대조약의 약효 크기보다 작아야 한다.

활성 대조 동등성 평가시험에서는 동등성 경계(margin)의 상한치와 하한치가 모두 필요한 반면, 활성 대조 비열등성 평가시험에서는 경계의 하한치만이 필요하다. 동등성 경계의 선택은 임상적으로 정당화되어야 한다. 비열등성 경계 및 동등성 경계 설정시 다음의 사항을 고려하여 설정하여야 한다.

1) 각각의 경계 설정은 통계적 관점과 임상적 판단에 근거한다.
2) 시험약, 대조약, 위약의 세 군 임상시험은 시험 내에서 비열등성 경계 설정에 대한 타당성을 확인할 수 있으므로, 추천되는 시험 설계이다.
3) 비열등성 및 동등성 경계의 적절한 설정은 시험약이 임상적으로 적절한 양의 유효성을 갖는다는 확신을 제공해야 한다.
4) 비열등성 시험의 주된 관심사항은 단순히 시험약이 효과가 있음을 밝히는 것이 아니라 시험약과 대조약의 상대적 유효성을 평가하는 것이다. 이러한 경우 경계의 적절한 설정은 시험약이 효과가 있다는 것뿐만 아니라 시험약이 대조군보다 그다지 열등)하지 않다는 것을 확신시켜 줄 것이며 결과적으로 보수적인 경계(tighter margin)가 될 것이다.

통계적 분석은 일반적으로 신뢰구간을 사용한다. 동등성 평가시험에서는 양측신뢰구간이 이용되며 신뢰구간이 동등성 경계 내에 있는 경우 동등하다고 추정된다. 비열등성 평가시험에서는 단측 구간이 사용된다. 제 1종 오류의 선택은 단측 혹은 양측 검정의 사용과는 별도로 고려한다.

확증적 임상시험의 경우 우월성시험은 양측 5%이하, 비열등성시험은 단측 2.5%이하로 설정하는 것이 일반적이다.

시험대상자 수 산정은 이러한 방법에 근거한다.

시험약과 활성대조약 간에 차이가 없다는 귀무가설이 유의하지 않다는 결과를 가지고 동등성 혹은 비열등성의 결론을 내리는 것은 적합하지 않다.

또한 분석 대상군 선택에도 주의한다. 치료군이나 비교군에서 참여중지 혹은 중도 탈락된 임상시험대상자는 치료효과가 나타나지 않은 경우가 많고, 따라서 모든 무작위배정된 임상시험대상자를 이용한 통계분석은 치료효과가 동등한 것으로 편향을 나타낼 수도 있다.

2.5.3 용량-반응관계 평가 임상시험(Trials to Show Dose-response Relationship)

새로운 시험약의 용량과 반응이 어떠한 관련성을 보이는 지는 모든 개발단계에서 다양한 접근에 의하여 얻고자 하는 정보가 된다. 용량-반응 시험은 많은 연구목적을 충족시키는데 그 중에서도 유효성의 확정, 용량-반응 곡선의 평가, 적합한 초기 용량의 추정, 개인별 용량 조절을 위한 적정한 용법의 확인, 최대 허용용량의 결정 등에 특히 중요하다. 이러한 목적은 임상시험 중 위약을 포함한 다양한 용량에서 얻은 자료를 이용하여 달성된다. 이러한 이유로, 신뢰구간의 추정 및 도표화 방법 등으로 용량과 반응간의 연관성을 추정하는 것은 유의성 검정법을 사용하는 것 만큼이나 중요하다. 가설검정은 용량의 점진적 증가나 용량-반응 곡선의 모양과 관련하여 특정 질문에 맞게 적용될 필요가 있다. 통계분석계획(용어해설 참조)은 임상시험계획서에 자세히 기술하여야 한다.

2.5.4 집단축차설계(Group Sequential Designs)

집단축차설계는 시험대상자를 두 치료군 중 한 군에 배정한다는 측면에서 병행설계의 한 변형이다.

집단축차설계는 중간분석에 이용된다. 집단축차설계가 중간분석을 가능하게 하는 유일한 설계는 아니지만 가장 흔하게 적용되는 방법인데 개별 시험대상자의 자료가 이용가능한대로 연속적으로 분석을 실시하는 것보다는 임상시험기간 중 정기적으로 시험대상자 결과를 평가하는 것이 더 현실적이기 때문이다.

통계적 방법은 치료결과와 시험대상자 치료군 배정에 대한 정보(즉, 맹검 해제)가 이용가능하기 전 충분히 기술되어야 한다. 독립 자료모니터링위원회(용어정의 참조)가 집단축차설계에 의하여 얻은 자료를 검토하거나 중간 분석을 수행할 수도 있다.

2.6 목표한 시험대상자 수(Sample Size)

임상시험에서 목표한 시험대상자 수는 알아내고자 하는 의문에 신뢰성있는 답을 제공할 수 있도록 충분한 수여야 한다. 목표 시험대상자 수는 보통 임상시험의 주요 목적에 따라 정해진다. 표본 크기를 다른 근거에 의해 정한다면 그 이유를 분명히 정당화 한다. 예를 들면 안전성 문제, 또는 중요한 이차변수에 근거한 목표 시험대상자 수는 일차적인 유효성에 따른 시험 대상자 수보다 더 많은 수가 요구될 수도 있다.

적정 시험대상자 수는 일차변수, 검정통계량, 귀무가설, 선택된 용량에서의 대립가설, 옳은 귀무가설을 기각할 확률(제 1종 오류), 틀린 귀무가설을 채택할 확률(제 2종 오류), 치료탈락과 계획서 위반을 처리하는 접근법 등과 같은 사항들을 자세히 기술한다. 어떤 경우에는 사건발생률이 통계적 검정력에 대한 주요 관심이며, 필요한 사건수로부터 시험에서 필요한 시험대상자 수로 외삽하기 위한 가정이 필요한 경우도 있다.

목표 시험대상자 수 계산은 계산에 사용된 추정량(예를 들면 분산, 평균치, 반응률, 치료효과의 차이)과 함께 임상시험계획서에 제시하며, 추정량의 근거도 제시한다. 시험대상자 수 산출 시 전제한 가정이 변함에 따라 목표 시험대상자 수의 민감도가 어떻게 달라지는지를 평가하는 것은 중요하며, 이는 가정으로부터 나온 편차 범위에 적절한 연구대상수의 범위를 제시함으로써 가능하다. 확증시험에서는 가정은 보통 발표된 자료나 과거 임상시험의 결과에 근거한다. 치료효과(용어해설 참조)의 차이는 환자의 관리에 임상적 관련성이 있는 최소한의 효과 혹은 새로운 치료의 기대되는 효과에 관한 판단에 근거할 수도 있다. 일반적으로 제 1종 오류의 확률은 5% 혹은 그 이하로 정해져 있거나, 다중성을 고려하여 보정되기도 한다. 제 2종 오류는 일반적으로 10%에서 20%로 정해져 있으나 의뢰자는 특히 시험을 반복하기가 어렵거나 불가능한 경우 제 2종 오류를 실현 가능한 한 낮은 수치로 유지하고자 한다. 일반적으로 제 1종오류와 제2종 오류를 조정할 수 있으며 특정한 경우에는 이러한 조정이 더욱 선호되기도 한다.

목표 시험대상자 수 계산은 일차 평가분석군에서 필요한 시험대상자 수를 말한다. 만약 이것이 '모든 분석 대상자군'이라면, 효과적인 크기의 추정값은 '계획서 순응 임상시험대상자군'에 비하여 줄일 필요가 있다. 이는 임상시험에 더 이상 참여하지 않거나 순응도가 낮은 임상시험대상자가 자료분석에 포함됨으로써 치료효과가 희석되는 것을 허용하기 위한 것이다. 치료효과의 변이에 대한 가정은 수정될 필요가 있다.

사건발생률이 기대보다 낮거나 변이가 기대보다 큰 경우 자료의 눈가림을 해제하지 않고 또는 치료군을 비교하지 않고 목표 시험대상자 수를 재산정할 수 있다.

3. 분석 대상군(Analysis Sets)

주 분석 대상군에 포함될 임상시험대상자 집단은 임상시험계획서의 통계 부분에서 정의한다. 또한 임상시험에 동의한 모든 임상시험대상자의 정보를 문서화하는 것도 유용할 수 있다. 이러한 정보는 임상시험의 목적에 따라 달라질 수 있지만 적어도 인구통계학적 자료와 질병 상태에 대한 기초 자료는 가능한 포함하길 권장한다.

임상시험에 무작위 배정된 모든 임상시험대상자가 모든 선정 기준을 만족하며 중도탈락 없이 임상시험계획서에 따라 완벽하게 실시되고 자료가 완전하게 기록되는 것이 이상적인 상황이다. 임상시험을 계획하고 실시할 경우, 가능한 한 이러한 이상적인 상황을 달성하는 것이 목표이지만, 실제로 이렇게 완벽한 자료 확보는 어려우며, 다양한 형태의 임상시험계획서 미준수, 중도탈락(용어해설 참조), 결측치 등과 같이 임상시험 결과에 영향을 미칠 수 있는 불균형이 발생할 수 있다. 따라서, 이를 최소화 하도록 노력하고, 분석 대상군을 임상시험계획서에 구체적으로 정의할 필요가 있다. 다시 말해, 편향(bias)를 최소화 할 수 있는 방향으로 분석 대상군을 임상시험계획서(변경)에 사전 정의하는 것은 중요하다.

임상시험계획서의 중요한 위반사항에 대하여, 위반사항 발생 시점, 그 원인 및 임상시험 결과에 미치는 영향을 확인하는 것이 바람직하다. 임상시험계획서 미준수, 결측치, 그 외 다른 문제들의 발생 빈도 및 종류는 임상시험결과보고서에서 명시하고, 이들이 임상시험 결과에 미치는 잠재적인 영향을 기술하여야 한다.

분석 대상군은 1)편향을 최소화하고 2)제 1종 오류를 증가시키지 않는 방향으로 결정지어야 한다. 임상시험 목적에 따라 대상 질환이나 평가 변수의 특성을 잘 반영할 수 있도록 분석 대상자군을 정의할 수 있다. 일반적인 분석 대상군에는 모든 분석 대상자군(Full Analysis Set)과 계획서 순응 임상시험대상자군(Per Protocol Set)이 있다.

3.1 모든 분석 대상자군(Full Analysis Set, 이하 FAS)

'배정된 대로 분석' 원칙(Intention-To-Treat principle, 용어해설 참조)은 무작위 배정된 모든 임상시험대상자를 배정된 대로 주 분석에 포함시켜야 한다는 것이다. 실제로 이 원칙은 달성하기 어렵다. 본 가이드라인에서 '모든 분석 대상자군(FAS, 용어해설 참조)'이란 용어는 무작위 배정된 모든 임상시험대상자를 분석에 포함시키는 배정된 대로의 분석 원칙을 가장 근접하게 적용할 수 있는 분석대상 집단을 뜻한다. 분석에서 최초의 무작위 배정 상태를 그대로 유지하는 것은 편향의 발생을 예방하고 통계적 검정의 근거를 마련하는데 중요하다.

많은 임상시험에서 모든 분석 대상자군을 사용하는 것은 통계적으로 보수적인 즉, 두 치료군 사이에 치료효과가 차이가 없다는 귀무가설을 기각하기 어려운 방법이다. 또한 다양한 상황에서 이 방법은 실제 환자 진료상황에서 관찰할 수 있는 치료효과의 실제적인 추정치를 제공하기도 한다.

모든 분석 대상자군에서 분석시 제한적이지만 일부의 임상시험대상자를 제외시킬 수 있는데, 주요한 선정기준을 위반하거나 임상시험용 의료제품을 단 한 번이라도 투여받지 못하거나 무작위 배정 이후 자료가 전혀 없는 경우가 그 예이다. 그러나 이러한 경우들은 항상 그 이유가 분명해야 한다.

다음과 같은 경우 선정기준을 만족시키지 못하는 임상시험대상자를 편향이 발생하지 않게 하면서도 분석에서 제외시킬 수 있다.

1) 선정기준이 무작위 배정 이전에 평가하는 경우
2) 적절한 선정기준 위반에 대한 발견이 완벽하게 객관적으로 이루어지는 경우
3) 모든 임상시험대상자가 선정기준 위반에 대한 검토를 동등하게 받는 경우(이러한 조건은 공개 임상시험이거나 또는 이중 눈가림 임상시험이라고 할지라도 선정기준 검토 이전에 자료의 눈가림이 해제되면 만족하기 어렵다. 이러한 이유 때문에 자료에 대한 눈가림 상태에서의 검토가 필요하다.)
4) 특정한 선정기준을 위반한 것으로 밝혀진 모든 임상시험대상자를 제외한 경우

임상시험용의료제품을 한 번도 투여받지 않은 임상시험대상자를 모든 분석 대상자군에서 제외하는 것이 합리적일 수도 있다. 배정된 치료법을 알고 있는 것이 치료를 시작할 것인지 하지 않을 것인지의 결정에 영향을 미치지 않는다면 이들 임상시험대상자를 제외시키고 분석하더라도 배정된 대로의 분석 원칙을 유지할 수 있다. 무작위배정 이후 자료를 전혀 얻을 수 없는 임상시험대상자를 모든 분석 대상자군으로부터 제외하는 것이 필요할 수도 있다. 어떠한 경우이든지 이들 특정한 환자군을 제외시킴으로써 발생할 수 있는 잠재적인 편향의 가능성을 알아보기 위해 민감도 분석을 고려할 수 있다.

모든 분석 대상자군을 분석에 사용한다면 무작위 배정이후에 발생한 임상시험계획서 위반은 자료와 도출된 결론에 영향을 미칠 수 있는데, 특히 이러한 계획서 위반의 발생이 치료군에 따라 다르게 나타날 경우에 문제가 된다. 대부분의 경우에 이들 임상시험대상자로부터 얻어진 자료를 분석에 포함시키는 것이 적절하며 이것이 배정된 대로의 분석원칙과도 일치하는 것이다. 한 번 이상의 약물 투여를 받은 이후에 임상시험대상자가 중도탈락되고 이 시점 이후로 어떤 자료도 얻을 수 없었거나 다른

이유로 더 이상 추적관찰을 할 수 없는 대상자를 분석에서 제외하는 것은 배정된 대로의 분석 원칙을 심각하게 손상시킬 수 있다. 어떤 이유로든 추적관찰을 할 수 없었던 임상시험대상자에 대해 임상시험계획서에 사전 정의된 평가일정에 따라 이후의 자료를 수집하는 것이 이러한 관점에서 중요하다. 일차 변수가 사망이거나 중대한 질병상태인 임상시험에서는 이러한 자료수집이 특히 중요하다. 일차 변수를 측정하지 못한 경우 분석에 포함시킬 수 방법은 매우 중요한 문제이다. 대체 방법, 통계적 모형 등 해결 방법에 대해서는 '4. 결측치와 이상치'를 참고할 수 있다.

3.2 계획서 순응 임상시험대상자군(Per Protocol Set)

'계획서 순응 임상시험대상자군'(용어해설 참조)이란 모든 분석 대상자군 중에서 중대한 위반 없이 임상시험계획서에 따라 임상시험을 실시한 임상시험 대상자집단을 의미하며 다음과 같은 기준에 따라 정의할 수 있다.

1) 미리 정한 최소기준 이상의 치료를 완료한 경우
2) 일차 변수의 측정치를 이용할 수 있는 경우
3) 선정기준을 포함하여 임상시험계획서의 주요한 기준을 위반하지 않은 경우

계획서 순응 임상시험대상자군에서 제외하는 시험대상자는 눈가림 해제 이전에 그 이유를 정의하고 문서화한다. 계획서 순응 임상시험대상자군은 임상시험계획서를 그대로 준수했을 경우에 관찰할 수 있는 치료효과의 과학적 모형을 잘 반영하며 모든 분석 대상자군에 비하여 새로운 치료가 더 유효하다고 판단할 가능성이 높아진다.

그러나 임상시험대상자가 임상시험계획서에 잘 순응하는 것이 치료 및 결과와 연관이 있는 경우 심한 편향이 발생하므로 가설 검정 및 치료효과의 추정은 임상시험의 종류에 따라 통계적으로 보수적일 수도 그렇지 않을 수도 있다.

계획서 순응 임상시험대상자군을 결정하기 위하여 임상시험계획서 위반사항들을 정의하고 요약한다. 예상되는 임상시험계획서의 위반으로는 치료군 배정의 오류, 병용금지약물 투여, 낮은 순응도, 추적관찰 실패, 결측치 등이 있을 수 있다. 치료군 별로 이러한 문제들이 발생한 횟수와 시점에 대한 양상을 평가하는 것도 유용할 수 있다.

3.3 두 분석대상 임상시험대상자군의 의의

주요한 임상시험의 결과는 어떠한 임상시험대상자군을 사용하더라도 결과가 달라지지 않는 것이 바람직하다. 확증시험에서는 모든 분석 대상자군과 계획서 순응 임상시험

대상자군을 모두 분석하도록 계획하는 것을 권장한다. 두 분석대상군의 결과에 차이가 존재한다면 이에 대한 고찰 및 해석이 이루어져야 한다. 분석 대상자군에 따라 다른 결과가 도출된다면 추가적인 탐색적 분석을 계획하는 것이 권장될 수 있다. 계획서 순응 임상시험대상자군 분석 시 제외된 임상시험대상자수가 많다면 이에 따른 영향을 고려하여 해석해야 한다.

우월성 임상시험 및 동등성 또는 비열등성 임상시험에서 이들 모든 분석 대상자군에 대한 분석과 계획서 순응 임상시험대상자군의 분석은 서로 다른 의의를 갖고 있다. 우월성 임상시험의 경우 모든 분석 대상자군에 대한 분석이 일부 예외적인 경우를 제외하고는 주 분석대상군이 되어야 한다. 이는 계획서 비순응군의 치료효과의 차이가 작으므로 계획서 순응 임상시험대상자군만을 분석함으로써 과장되게 추정된 치료효과를 상쇄시키기 때문이다. 그러나 동등성 임상시험이나 비열등성 임상시험에서는 모든 분석 대상자군에 대한 분석을 실시하는 것이 일반적으로 보수적이라 할 수 없으므로 주 분석대상자군을 신중하게 결정해야 한다.

4. 결측치(Missing Values) 및 이상치(Outliers)

임상시험에서 결측치는 편향을 발생시키는 잠재적인 원인이 된다. 따라서 결측치가 발생되지 않도록 자료의 수집 및 관리에 대해 임상시험계획서에서 요구하고 있는 모든 사항을 충족시키기 위하여 다양한 노력을 하고 있지만, 실제로 결측치는 항상 발생하기 마련이다.

그럼에도 불구하고 결측치를 처리하는 방법이 합리적이고 임상시험계획서에 미리 정의되어 있다면 임상시험의 결과는 타당한 것으로 간주될 수 있다. 이러한방법은 자료에 대한 눈가림 상태에서의 검토 결과에 따라 통계 분석 계획서를 갱신함으로써 보다 개선될 수 있다.

현재까지 이러한 결측치를 처리하는 데 공통적으로 권장되는 방법은 없다. 결측치 처리방법에 따라 분석 결과가 달라지는지를 검토하는 것이 중요하며, 이는 특히 결측치가 많이 발생한 경우에 필요하다.

사전에 정의된 결측치 처리 방법으로 분석한 결과에 대해서도 결과의 타당성을 검토하기 위해 다른 여러 가지 결측치 처리 방법을 적용한 분석 결과를 살펴볼 필요가 있으며, 이러한 분석 계획이 임상시험계획서에 포함되는 것이 권장된다.

이상치의 영향을 탐색적으로 검토하는 과정에도 유사한 방법을 적용할 수 있는데 이상치에 대한 통계적 정의는 어느 정도 작위적일 수 있다. 특정한 변수값을 이상치로 정의하는 것은 통계적 측면 뿐 아니라 의학적 의미에서도 이를 정당화할 수 있을 경우에 가장 확실하며, 이 경우 의학적 맥락에서 이상치의 처리에 관한 적절한 방법을 정의할 수 있다. 임상시험계획서 통계 부분에 정의되어 있는 이상치에 대한 처리방법은 어느 치료법을 선호하는 쪽으로 정의하여서는 안 된다. 이상치에 대한 분석절차는 눈가림 상태에서의 자료 검토 과정 중에 적절하게 갱신될 수 있다. 사전에 임상시험계획서에 이상치에 대한 처리 절차를 구체화하지 않은 경우에는 실제값을 이용한 분석과 이상치의 영향을 처리(제거 또는 감소)한 최소한 하나 이상의 분석을 실시하여야 하고 그 결과의 차이를 검토하여야 한다.

5. 자료변환(Data Transformation)

주요한 결과 변수들을 변환할지 여부는 이전의 임상시험에서 얻어진 유사한 자료의 분석 결과에 따라 임상시험계획서 작성 시 고려할 수 있다. 자료변환(로그변환 등)은 분명한 근거를 토대로 임상시험계획서에 명시해야 하며 분석 결과가 임상적으로 해석이 가능할 수 있는지를 고려하여 자료변환 여부 및 방법을 결정한다.

기저치 대비 변화량, 기저치 대비 변화율, 반복 측정된 자료에서의 곡선하 면적, 또는 두 가지 상이한 변수의 비 등과 같이 유도된 변수들을 사용하는 경우에도 분명한 근거를 토대로 임상시험계획서에 명시해야 하며, 임상적인 해석을 주의 깊게 하여야 한다.

6. 추정(Estimation), 신뢰구간(Confidence Interval) 및 가설검정(Hypothesis Testing)

임상시험계획서의 통계 부분에 임상시험의 일차 목적을 달성하기 위해 검정할 가설과 추정해야 할 치료효과를 명확하게 정의한다. 임상시험의 목적에 맞는 통계 분석 방법은 일차 변수, 그리고 가능하다면 이차 변수에 대하여 기술하며, 근거가 되는 통계 모형이 있다면 구체적으로 기술한다. 가능한 모든 경우에 치료효과의 추정은 신뢰구간과 함께 제시하며 그 방법도 구체적으로 명시한다. 추정치의 정밀도를 높이거나 기저치의 차이를 보정하기 위하여 기저치를 이용한 경우(예를 들어 공분산 분석) 이를 기술한다.

단측 또는 양측검정을 실시했는지를 분명하게 밝히는 것도 중요한데, 이는 특히 사전에 단측검정을 실시하겠다고 한 경우에 중요한 의미를 갖는다. 단측 또는 양측검정의 논점은 논란이 많으며 이는 통계문헌에서 쉽게 발견할 수 있다. 단측검정에서의 제 1종

오류는 양측검정에서 일반적으로 사용되는 제 1종 오류의 절반수준으로 정하는 것이 인·허가 관점에서 더 적절하다. 이러한 방법은 두 치료효과의 가능한 차이를 추정하기 위해 일반적으로 이용되는 양측 신뢰구간을 사용하는 것과도 일치한다. 가설검정이 적절하지 않은 것으로 간주된다면 통계적 결론을 내릴 대안적 방법들에 대하여 기술한다.

 분석에 포함될 모든 효과들(예를 들어 분산분석)은 사전에 명시되어야 하고 만일 예비 자료분석 결과에 따라 사전에 명시된 효과들 중 변경이 필요한 경우 이에 대한 설명이 뒤따라야 한다. 공분산 분석의 경우에도 동일하게 적용한다. 통계적 분석방법을 선택할 때에는 일차 및 이차 변수들의 통계적 분포를 주의깊게 고려해야 한다. 이러한 선택을 할 때(예를 들어 모수 또는 비모수 분석), 치료효과의 차이에 대한 통계적 추정치는 물론 유의성 검정 및 신뢰구간을 동시에 추정하는 것이 중요하다. 일차 변수에 대한 1차 분석은 일차 또는 이차 변수들에 대한 부가적인 분석과는 분명히 구분되어야 한다.

 임상시험계획서의 통계 부분 또는 통계분석 계획서에 일차 및 이차 변수가 아닌 다른 변수들을 어떻게 요약하고 보고할 것인지에 대한 개요를 포함한다. 안전성 자료의 분석과 같이 여러 임상시험에 포함된 분석의 일관성을 유지하기 위하여 적용한 방법의 참고자료도 포함한다. 이미 알려진 약리학적 파라미터나 임상시험대상자 개개인의 임상시험계획서 순응도 및 생물학적으로 근거가 있는 기타 관련 자료를 포함한 모형화 접근 방법은 특히 치료효과의 추정과 관련하여 실제적 또는 잠재적 유효성에 대한 유용한 통찰력을 제공할 수 있다. 사용한 모형에 대한 가정들은 명확하게 구체화 하여야 하고 또한 결론들은 주의깊게 설명되어야 한다.

7. 유의성과 신뢰도에 대한 보정

 다중성이 존재할 때, 임상시험 자료를 분석하기 위한 일반적인 확률론적 접근법은 제 1종 오류 보정을 필요로 한다. 다중성은 다중일차변수(multiple primary variables), 치료법의 다중비교, 여러시점의 반복 비교 및 중간 분석 등으로부터 발생한다. 주요 일차 변수의 확정 (다중변수의 경우), 결정적인 치료비교 대조 선택 (다중비교의 경우), 곡선하 면적과 같은 요약된 값 등을 사용하여 가능하다면 다중성을 피하거나 줄이는 방법을 사용하는 것을 권장한다.

 확증 분석의 경우, 이러한 종류의 방법들을 적용한 후에도 다중성의 요소가 남아있다면 임상시험계획서 내에 이를 명시해야 한다. 요컨대, 제 1종 오류의 보정과 그 구체적인 방법을 항상 고려하며, 만일 이러한 보정이 필요하지 않다고 판단될 경우 그 판단 근거를 분석 계획 내에 기술한다.

8. 하위집단(Subgroups), 교호작용(Interactions)과 공변량(Covariates)

종종 치료와는 상관없는 다른 계통적 요소들이 일차 변수의 결과에 영향을 미칠 수 있다. 예를 들면 연령, 성별과 같은 공변량들이 영향을 미칠 수 있고, 다기관 임상시험의 경우 서로 다른 기관에서 치료를 받는 특정 세부집단 간에 차이가 있을 수도 있다. 공변량 또는 세부집단 효과의 영향을 보정하는 것이 분석에 반드시 필요한 경우, 이러한 내용을 임상시험계획서에 포함한다. 임상시험 설계 시 일차 변수의 효과에 영향을 미치는 중요한 공변량 및 기타 인자들에 대해 확인하며, 추정의 정밀도를 개선하고 처리군 간의 균형을 위해 분석에서 어떻게 고려할 것인지를 명시한다.

만약 하나 또는 그 이상의 요소들을 사용하여 임상시험대상자를 층화하였다면, 분석에서 이러한 층화 요소들에 대한 영향을 고려하는 것이 적절하다. 또한 보정의 필요성이 의심된다면 보정하지 않은 분석값을 주 분석 값으로 하고 보정된 분석값을 보조 분석 값으로 하는 것이 권장된다. 특히 임상시험 실시기관 효과 및 (일차 변수의) 기저치의 보정여부는 신중하게 고려해야 한다. 무작위 배정 이후에 측정된 자료의 경우 측정값이 치료의 영향을 받을 수 있으므로 주효과 분석에서의 공변량으로 고려하는 것은 바람직하지 않다.

효과가 연령에 따라서 감소하거나 임상시험대상자의 특정 진단군에서 증가하는 것이 그 예이다. 이러한 교호작용이 미리 예견되거나, 특정한 집단(노인 환자군)에서 특히 중요한 의미를 가질 수 있는 경우 하위집단분석이나 교호작용을 포함한 통계적 모형을 고려한 확증분석을 계획한다. 그러나 대부분의 경우 하위집단 분석이나 교호작용에 대한 분석은 탐색적이다. 이 경우 관찰된 치료효과가 전반적으로 일정하다고 하는 것을 탐색적으로 확인한다는 것을 명확히 한다. 일반적으로 교호작용 효과를 통계적 모형에 삽입하여 분석하는 것을 우선 실시하며, 관련된 하위집단이나 공변량으로 정의된 층 내에서 부가적인 탐색적 분석으로 결과를 뒷받침 한다. 탐색적 분석일 경우 이러한 분석들의 결과는 조심스럽게 해석되어야 하며, 탐색적 분석의 결과에만 근거한 치료효과 및 안전성에 대한 결론은 받아들여지기 어렵다.

II. 임상시험 결과보고서

임상시험 결과보고서는 최종 승인된 임상시험계획서와 통계분석계획(SAP)에 따라 분석된 결과를 이용하여 작성하는 것이 원칙이다. 계획되지 않은 분석방법이 추가적으로 이용되는 경우 분석 결과에 대한 근거로서 어떻게 편의를 배제했는가를 고찰하고 그 사실과 타당한 사유를 임상시험 결과보고서에 기술하여야 한다.

다음은 일반적으로 임상시험 결과보고서에 기술되어야 하는 내용들과 원칙이다.

1. 평가 및 보고

임상시험계획서에 분석의 주요 원칙을 명시한다. 임상시험 종료 후 각종 자료가 모아지고 예비 검토될 때, 통계 분석 계획서(SAP)에 계획된 분석법을 눈가림 상태에서 재검토하는 것이 권장된다. 치료에 대하여 눈가림한 상태에서 분석 전 재검토 시 고려할 사항은 :

1) 분석대상으로부터 일부 자료나 임상시험대상자의 제외
2) 자료변환의 가능성
3) 이상치의 정의
4) 최근 다른 연구에서 밝혀진 중요한 공변량의 분석모형추가
5) 모수적 또는 비모수적 방법의 사용 등이다.

결정사항은 보고서에 명시하고, 눈가림 상태에서 내린 결정은 편향을 최소화하기 때문에 통계학자들이 무작위배정 코드를 알고 난 후에 얻어진 결론과는 구분한다. 눈가림이 아닌 상태에서 중간분석에 참여한 통계학자 등은 눈가림 재검토나 통계 분석 계획서(SAP)의 조정에 참여하지 않는다. 치료효과가 자료상 명확히 드러나서 눈가림이 제대로 이행되지 못하는 경우 눈가림 재검토에도 통계학자나 관련자는 직접 관여하지 않는다.

자료보고 및 표 등 자세한 사항은 눈가림 재검토 시 완료되어야 하며 실제 분석 전까지 임상시험대상자 선정, 자료 선택 및 수정, 자료 요약 및 도표화, 추정 및 가설 검정을 포함한 모든 분석계획을 마련한다. 자료의 타당성에 대한 검토가 완료되면, 미리 정해진 계획에 따라 분석을 수행한다. 이러한 분석이 사전에 작성된 계획에 충실하면 할수록 결과에 대한 신뢰성은 높아진다. 임상시험(변경)계획서, 또는 자료의 눈가림 재검토에 근거한 통계분석법과 실제로 수행한 분석법에 차이가 있는 경우에는 특별한 주의를 기울인다. 계획된 분석법으로부터 벗어난 내용에 대해서는 보다 구체적인 설명을 한다.

시험에 참가한 모든 임상시험대상자는 분석대상에 포함되었는지 여부에 관계없이 보고서에 설명한다. 또한 분석에서 제외된 모든 이유에 대해서도 문서화한다. 모든 분석대상자군에는 포함되었으나 계획서 순응 임상시험대상자군에서 제외된 임상시험대상자 및 그 제외사유에 대하여도 언급한다. 유사하게, 분석에 포함된 모든 임상시험대상자에 대한 관련 시점에서의 모든 중요한 변수 측정값에 대하여 설명한다.

임상시험대상자 및 자료의 결측, 투여중지 및 임상시험계획 위반이 주 변수의 주요 분석에 미치는 영향에 대하여 신중하게 고려한다. 추적관찰 실패나 치료중지 또는 중대한 임상시험계획서 위반이 있었던 증례에 대하여 명시하고, 그 사유 및 치료, 결과와의 상관성을 포함한 기술적 분석결과를 포함한다.

기술적 통계는 임상시험 보고서를 구성하는 필수 불가결한 부분이다. 적절한 표와 그래프를 사용하여 주 변수 및 2차 변수, 핵심 예후인자와 인구통계학적 변수의 중요한 특성 등에 대하여 명백하게 기술한다. 임상시험의 목적과 관련한 주 분석 결과는 특히 세심하게 기술한다. 유의성 검정결과는 임계값에 대한 대소의 표시보다는 정확한 p-값(예, p=0.034)으로 보고한다.

임상시험의 주요 목적으로 제시된 가설에 대하여 해답을 제시하는 것이 임상시험 분석의 주목표이기는 하지만, 눈가림 해제 후 분석결과를 근거하여 새로운 가설이 제기되기도 한다. 이러한 경우에 추가적으로 보다 복잡한 통계분석을 적용할 필요가 있으며 계획서에 예정된 분석결과와 분명히 구별하여 그 결과를 보고서에 제시한다.

분석계획 중 공변량으로서 미리 계획되지 않았으나 몇몇 예후적 중요성을 지닌 기저치 측면에서 치료군간 보이지 않는 불균형이 발생할 수 있다. 불균형을 고려한 추가 분석 결과가 미리 계획된 분석법에 의한 결과와 동일하다는 것을 보여줌으로써 이러한 문제를 해결할 수 있다. 만약 그렇지 않다면 불균형이 결론에 미치는 영향에 대하여 검토한다.

일반적으로 추가되는 방법들은 사전에 계획되지 않았던 분석방법이다. 주로 치료효과가 몇몇 다른 요인들에 의하여 영향을 받는 경우에 사전에 계획되지 않았던 분석을 실시한다. 효과가 특히 좋게 나타난 임상시험대상자 세부집단을 확인하기 위하여 시도될 수 있다. 계획되지 않은 세부집단 분석 결과에 대한 과도한 해석의 위험성은 잘 알려져 있으며, 이는 되도록 피한다. 임상시험대상자 세부집단에서 치료효과나 유해성이 없는 경우에도 이와 유사한 과도한 해석 문제가 발생할 수 있으므로, 그러한 가능성은 적절히 평가하고 보고한다.

임상시험 결과의 분석, 해석 및 적절한 결과 제시를 통하여 최종적으로 통계적 판단을 한다. 이를 위하여 임상통계학자는 임상시험보고서에 대하여 책임을 지는 연구진의 일원으로 하고, 최종 보고서를 검토하여 승인하는 업무를 맡는다.

2. 유효성 자료(Efficacy Data)

개별 임상시험은 목적을 충족시킬 만큼 임상시험대상자 수가 충분하여야 한다. 필수적으로 핵심 유효성 질문을 제시하는 일련의 임상시험을 요약하여 추가적인 변수에 관한 정보를 얻을 수 있다. 일련의 시험에서 얻은 주 결과는 보통 추정 및 신뢰구간에 주안점을 둔 표와 그래프를 사용하여 비교 가능한 동일한 형식으로 제시한다. 종종 이러한 추정을 결합하는 메타분석이 유용한데, 치료효과의 크기에 대하여 보다 정밀한 추정을 가능하게 하고, 임상시험의 결과에 대한 완전하고 간략한 보고가 가능하기 때문이다. 예외적인 경우에 메타분석은 전체적인 가설검정을 통해 유효성에 대한 충분한 근거를 제공하는 가장 최선 또는 유일한 방법일 수 있다. 이러한 목적을 위하여 메타분석을 이용하고자 할 때는 메타분석 자체를 수행하기 위한 전향적인 임상시험계획서를 작성한다.

3. 안전성 자료(Safety Data)

안전성 자료 요약 시 잠재적인 유해성의 모든 징후를 찾기 위하여 철저히 안전성 데이터베이스를 조사하고, 관찰 결과를 지지할 수 있는 징후를 찾기 위하여 추적관찰하는 것이 중요하다. 의료제품에 노출된 인체로부터 발생한 안전성 자료의 조합은 모든 임상시험대상자의 통합된 안전성 자료를 통합하여 연구대상수가 많아지므로 희귀한 이상반응을 발견할 확률이 높아지며 발생률도 근사적으로 추정할 수 있게 된다. 그러나 이러한 데이터베이스로부터 추정된 발생률은 대조군이 없기 때문에 적절한 평가가 어려우므로, 비교시험으로부터 얻은 데이터가 유용할 수 있다. 동일한 대조약(위약 또는 특정 치료효과가 있는 대조약)을 사용한 여러 시험의 결과들은 통합되거나 각 대조약별로 구분하여 보고한다.

자료조사 후 잠재적인 유해성의 모든 징후도 보고한다. 이러한 잠재적인 유해효과의 실상에 대한 평가는 수많은 비교로 인한 다중성 문제를 고려한다. 이상반응 발생률과 노출 및 추적기간과의 가능한 관련성을 밝히기 위해 생존분석을 적절히 사용한다. 확인된 유해효과와 관련된 위험도는 적절한 위험/편익 평가가 가능하도록 정량화 한다.

제2장

임상통계 상담사례

◈ 개요

본 의료제품 임상통계 상담사례집은 민원인이 우리 처에 상담을 신청하거나 승인 요청한 임상시험계획서 또는 결과보고서에서 통계적 고려사항에 대한 상담 및 심사를 하면서 자주 발견되는 오류를 적절히 보완한 사례를 제공하여 민원인의 이해를 돕고 임상시험에서의 시행착오를 줄이고자 함을 목적으로 작성되었다.

본 사례집의 구성은 임상시험에서의 자주 발견되는 통계적 오류 중 1. 눈가림 및 무작위배정, 2. 시험대상자 수 산출, 3. 분석군 및 통계분석방법에 관한 사례를 의약품, 바이오의약품, 의료기기 분야별로 나누어져 있으며, 각 사례별로 ① 검토 완료된 최종 내용, ② 최초 민원인이 제출한 내용 ③ 검토자의 상담 또는 검토 의견이 제공되어 있다.

I. 눈가림 및 무작위배정 관련 사례

사례1. 의약품

■ 검토 완료본

민원 분류	임상시험계획서		
유형 구분	☑최초, ☐추가, ☐변경, ☐해당없음	임상단계	제 3 상
	☑확증 임상, ☐탐색 임상, ☐연구자 확증, ☐연구자 탐색, ☐해당없음		
시험제목	☐ 수술이 예정되어 있는 환자를 대상으로 ◇ 투여 후 안전성 및 유효성을 비교평가 하기 위한 다기관, 비맹검, 비대조, 제 3 상 임상시험		
임상시험 목적	☐ 수술이 예정되어 있는 환자를 대상으로 △를 수술 전 후 투여한 후 무균화 요법이 적절히 이루어졌음을 확인하기 위함이다.		
대상 적응증 또는 의료기기 사용목적	☐ 수술 전후의 무균화 요법		
시험대상자 수	총 ◎ 명(시험군: ◎명, 대조군: ◎명)		
연구방법	설계	☑평행 설계 ☐단일 설계 ☐교차설계 ☐기타(명시)	
	디자인	☑우월성 ☐동등성(마진:) ☐비열등성(마진:) ☐차이검정 ☐기타(명시)	
	연구개요	• 다기관, 비맹검, 비대조, 제 3 상	
평가지표 및 통계분석 방법	분석대상군	FAS군	
	평가변수	• 일차 유효성 평가변수 - 무균화율	

	• 이차 유효성 평가변수
	  - 수술 전 무균 비율
	  - 수술 후 무균 비율
	  - 균양성 전환 비율
	  - 수술 후 안내염 발생 비율
	• 안전성 평가변수
	  - 이상반응, 실험실적 검사, 활력징후, 신체검진 등

결측치 처리방법	LOCF

■ 최초 제출본

• 무작위배정 방법 및 눈가림 해제
 - 본 임상시험은 비맹검 임상시험으로, 무작위배정 및 눈가림 해제의 적용이 불필요하다.
 - 등록번호(Random No. 이하 RN)를 부여하기 위한 자료가 e-CRF에 입력되면 대상자 적합성 평가 증례기록지를 토대로 작성하여 저장된 순서대로 등록번호가 순차적으로 부여되고 부여된 등록번호는 e-CRF에서 확인이 가능하다. 만약 입력 오류 등의 사유로 RN이 잘못 부여되었을 경우 한 번 부여된 RN은 수정이 불가하며 등록번호의 변경 없이 임상시험을 진행한다.

■ 상담 또는 검토의견

〈보완요청사항〉
 - 단일군 시험으로 계획한 타당한 근거 및 유효성 입증의 기준 등을 제시하거나, 유효성 입증을 위한 대조시험(우월성 또는 비열등성)으로 변경할 것.
〈검토의견〉
 - 단일군 시험으로 계획한 타당한 근거 및 유효성 입증의 기준 등이 명확하지 않음.

사례2. 의약품

■ 검토 완료본

민원 분류	임상시험계획서		
유형 구분	☑최초, ☐추가, ☐변경, ☐해당없음	임상단계	제 3 상
	☑확증 임상, ☐탐색 임상, ☐연구자 확증, ☐연구자 탐색, ☐해당없음		
시험제목	◆ 단독 투여 대비 ◆와 ◇ 병용 투여 시의 유효성 및 안전성을 평가하기 위한 무작위배정, 이중 눈가림, 활성 대조, 다기관, 제 3 상 임상시험		
임상시험 목적	◆로 LDL-C는 적절히 조절되나 그 외 다른 지질 인자(HDL-C, TG 등)가 적절히 조절되지 않는 복합형 이상지질혈증 환자를 대상으로 ◆ 단독 투여 대비 ◆와 ◇ 병용 투여 후 12주 시점에서의 non-HDL-C 변화율에 대한 우월성을 입증하고자 한다.		
대상 적응증 또는 의료기기 사용목적	복합형 이상지질혈증 환자		
시험대상자 수	총 ◎ 명(시험군: ◎명, 대조군: ◎명)		
연구방법	설계	☑평행 설계 ☐단일 설계 ☐교차설계 ☐기타(명시)	
	디자인	☑우월성 ☐동등성(마진:) ☐비열등성(마진:) ☐차이검정 ☐기타(명시)	
	연구개요	• 주연구: 무작위배정, 이중 눈가림, 활성 대조, 다기관, 제 3 상 임상시험 연장연구: 공개, 단일군, 다기관, 제 3 상 임상시험 • 무작위배정 - 본 임상시험의 무작위배정은 임상시험에 적합하다고 선정된 대상자에 한하여 임상시험 실시기관을 층으로 한 층화 블록 무작위배정(Stratified Block Randomization) 방법에 의해 시험군 또는 대조군에 1:1의 비율로 배정될 수 있도록 본 임상시험과 직접적인 관계가 없는 통계 담당자가 SAS® 9.4 이상을 이용하여 무작위배정 코드를 생성한다. 통계 담당자는 임상시험 시작 전에 임상시험용 의약품 포장을 위한 목록을 의뢰자에게 전달하며, 의뢰자는 해당 목록에 따라 임상시험용 의약품을 포장하여 임상시험 실시기관에 전달한다. - 무작위배정 시점에 선정/제외 기준 재확인 시 부적합한 항목이 없는 시험 대상자는 Interactive Web Response System(IWRS)을 통해 등록되는 순서대로 무작위배정 되고, 각 투여군에 따라 임상시험용 의약품이 배정될 것이다. 무작위배정 번호는 전체 여섯 자리(XX-R-YYY)로 부여한다. - 무작위배정 번호는 시험대상자의 스크리닝 번호와 함께 임상시험 기간 동안 시험대상자 식별코드로 사용된다.	

평가지표 및 통계분석 방법	분석대상군	FAS
	평가변수	• 일차 유효성 평가변수 - 베이스라인 대비 임상시험용의약품 투여 후 12주 시점에서의 non-HDL-C 변화율(%) • 이차 유효성 평가변수 - 베이스라인 대비 임상시험용의약품 투여 후 4주 및 8주 시점의 non-HDL-C 변화율(%) - 아래 항목에 대한 베이스라인 대비 임상시험용 의약품 투여 후 4주, 8주 및 12주 시점의 변화율(%) · TC, LDL-C, HDL-C, TG, LDL-C/HDL-C, TC/HDL-C, Apolipoprotein B, Apolipoprotein AI, Apolipoprotein B/Apolipoprotein AI, Lipoprotein(a), Fibrinogen, hs-CRP - 임상시험용 의약품 투여 후 4주, 8주 및 12주 시점에서 non-HDL-C에 대한 치료 목표 도달율(%) • 안전성 평가변수 - 이상반응, 활력징후, 실험실적 검사, 신체검진, 심전도 검사(12-lead ECG)
	결측치 처리방법	MMRM

■ 최초 제출본

- 무작위배정
  - 본 임상시험의 무작위배정은 임상시험에 적합하다고 선정된 대상자에 한하여 임상시험 실시기관을 층으로 한 층화 블록 무작위배정(Stratified Block Randomization) 방법에 의해 시험군, 대조군 1 또는 대조군 2에 2:1:1의 비율로 배정될 수 있도록 본 임상시험과 직접적인 관계가 없는 통계 담당자가 SAS® 9.4 이상을 이용하여 무작위배정 코드를 생성한다. 통계 담당자는 임상시험 시작 전에 임상시험용 의약품 포장을 위한 목록을 의뢰자에게 전달하며, 의뢰자는 해당 목록에 따라 임상시험용 의약품을 포장하여 임상시험 실시기관에 전달한다.
  - 무작위배정 시점에 선정/제외 기준 재확인 시 부적합한 항목이 없는 시험대상자는 Interactive Web Response System(IWRS)을 통해 등록되는 순서대로 무작위배정 되고, 각 투여군에 따라 임상시험용 의약품이 배정될 것이다. 무작위배정 번호는 전체 여섯 자리(XX-R-YYY)로 부여한다.
  - 무작위배정 번호는 시험대상자의 스크리닝 번호와 함께 임상시험 기간 동안 시험대상자 식별코드로 사용된다.

■ 상담 또는 검토의견

〈보완요청사항〉
- 유효성 평가 및 안전성 평가에 대해 각각의 대조군 대비 시험군의 비교가 아닌 통합대조군 대비 시험군으로 설계한 타당한 근거를 제출하거나, 각각의 대조군 대비 시험군 비교로 변경할 것. 디자인 변경 시 시험대상자 수(다중성 보정 포함) 및 통계분석계획이 변경될 수 있음.

〈검토의견〉
- 유효성 평가 및 안전성 평가에 대해 각각의 대조군 대비 시험군의 비교가 아닌 통합대조군 대비 시험군으로 설계한 타당한 근거에 대한 확인이 필요함.

사례3. 의료기기

■ 검토 완료본

민원 분류	임상시험계획서		
유형 구분	☑최초, ☐추가, ☐변경, ☐해당없음	임상단계	확증
	☐확증 임상, ☐탐색 임상, ☐연구자 확증, ☐연구자 탐색, ☐해당없음		
시험제목	흉부 X-ray 영상에서 ○를 이용한 ☆ 판독 결과의 임상적 유효성을 평가하기 위한 후향적, 단일기관, 단일군, 확증 임상시험		
임상시험 목적	본 임상시험은 인공지능을 이용하여, 흉부 X-ray 영상에서 ☆ 여부를 제시하여 의료진의 진단결정을 보조하는데 사용하는 영상 검출•진단 보조 소프트웨어의 유효성을 평가하는데 목적이 있다.		
대상 적응증 또는 의료기기 사용목적	흉부 X-ray 검사를 시행한 환자		
시험대상자 수	총 ◎ 명(양성: ◎명, 음성: ◎명)		
연구방법	설계	☐평행 설계 ☑단일 설계 ☐교차설계 ☐기타(명시)	
	디자인	☑우월성 ☐동등성(마진:) ☐비열등성(마진:) ☐차이검정 ☐기타(명시)	
	연구개요	• 후향적, 단일기관, 단일군, 확증 임상시험 • 참조표준 구축 대상 데이터 선별 과정 - 데이터 구축담당자는 의무기록을 조회하여 △ 환자를 선별한다. - ☐ 이후에 A 병원에서 중재시술 이후 B 일이 지나지 않은 시점에 흉부 X-ray 영상 검사가 실시된 피험자 데이터를 수집한다. 데이터 수집 과정에서 발생할 수 있는 편향을 방지하기 위하여 피험자 데이터는 촬영일을 기준으로 연속적으로 수집한다. - 참조표준 구축담당자는 연속적으로 수집된 피험자 데이터를 선정·제외 기준을 모두 만족하는지 확인한다. 연속적으로 수집된 선정·제외 기준을 모두 만족하는 피험자 데이터는 기존에 환자 진료과정에서 작성이 완료된 판독문을 이용하여 1차 분류를 한다. - 1차 분류에서는 판독문에 ☆이 있는 것으로 나타난 경우 질환군으로, ☆ 이 없는 것으로 나타난 경우 정상군으로 분류한다. 1차 분류가 끝난 피험자 데이터는 촬영 시점이 가장 오래된 영상부터 순차적으로 참조표준 구축 대상으로 한다. - 이러한 과정은 질환군 ◎건, 정상군 ◎건이 선정 완료되는 시점까지 반복하여 이뤄진다. 각각 군별로 목표한 참조표준 구축 대상의 선정이 완료된 경우, 해당 군에 대한 데이터 선별 과정을 중단한다.	

평가지표 및 통계분석 방법	분석대상군	FAS
	평가변수	• 일차 유효성 평가변수 - 민감도 - 특이도 • 이차 유효성 평가변수 - DSC (Dice Similarity Coefficient) • 안전성 평가변수 - 해당사항 없음(후향적 임상시험)
	결측치 처리방법	원자료 그대로 분석

■ 최초 제출본

• 표본 데이터 선별 과정
 - 데이터 구축담당자는 의무기록을 조회하여 △ 환자를 선별한다.
 - A 병원에서 중재시술 이후 B 일이 지나지 않은 시점에 흉부 X-ray 영상 검사가 실시된 피험자 데이터 중에서 □ 이후에 연속된 총 ◎명 환자의 영상 데이터를 이용한다.
 - 선정된 피험자 데이터는 개인정보를 알아볼 수 없도록 개인을 식별할 수 있는 정보는 모두 삭제한 뒤 익명화 하여 임의의 식별코드를 부여하여 관리한다. 단, 인구학적 분포도 분석을 위하여 성별과 검사 당시 나이 정보는 유지한다.
 - 중재시술이 이뤄지는 대상은 주로 암이 의심되는 환자로 60세에서 79세의 연령대가 높은 환자에 대하여 주로 검사가 이뤄짐을 확인할 수 있다. 연속된 기간에 관측된 환자 총 ◎명의 데이터를 이용하여 이러한 연령구조가 데이터에 반영되도록 한다. 연령대가 낮은 경우 ☆를 더 정확히 판별할 수 있다는 것이 알려져 있으므로 고연령층이 많은 데이터를 이용하여 정확성을 평가하는 것은 더 보수적인 방법이다.

■ 상담 또는 검토의견

〈보완요청사항〉
 - 최종 임상시험용 영상의 선정 방법에 대해 구체적으로 기술할 것.
〈검토의견〉
 - 연령구조가 반영된 총 ◎개의 영상의 선정 과정에 대한 기술이 누락 되었음.

사례4. 의료기기

■ 검토 완료본

민원 분류	임상시험계획서		
유형 구분	☑ 최초, ☐ 추가, ☐ 변경, ☐ 해당없음	임상단계	확증
	☑ 확증 임상, ☐ 탐색 임상, ☐ 연구자 확증, ☐ 연구자 탐색, ☐ 해당없음		
시험제목	하비갑개 비대에 의한 중증도의 코막힘 증상을 보이는 환자를 대상으로, ○의 코막힘 증상 완화와 안전성 및 유효성을 ☐ 치료와 비교·평가하기 위한 다기관, 무작위배정, 독립평가자맹검, 비열등성 검증, 확증 임상시험		
임상시험 목적	본 연구는 다기관, 무작위배정, 독립평가자맹검, 기존 ☐ 치료 평행 대조 확증 임상시험으로, 하비갑개 비대에 의한 VAS ☆점 이상 중증도의 코막힘 증상을 보이는 환자를 대상으로 ○으로 ▲를 통한 비강폐쇄 (코막힘) 증상 완화 및 개선이 △주까지 유지되는 유효성과 안전성이 ☐ 치료법 대비 열등하지 않음을 평가하기 위함이다.		
대상 적응증 또는 의료기기 사용목적	만 19이상 70세 미만의 성인 남녀 중 하비갑개 비대에 의한 코막힘 증상 환자(VAS ☆점 이상)		
시험대상자 수	총 ◎ 명(시험군: ◎명, 대조군: ◎명)		
연구방법	설계	☑ 평행 설계 ☐ 단일 설계 ☐ 교차설계 ☐ 기타(명시)	
	디자인	☐ 우월성 ☐ 동등성(마진:) ☑ 비열등성(마진:★) ☐ 차이검정 ☐ 기타(명시)	

	연구개요	• 다기관, 무작위배정, 독립평가자, 비열등성 검증, 표준치료법 대조 확증임상
		• 무작위배정 방법
		  - 정의: 무작위배정은 본 임상시험과 관련이 없는 독립적인 통계 담당자에 의해 생성한 무작위배정 난수표에 따라 순차적으로 배정번호를 부여한다. (Screening No.의 순서와 무관함)
		  - 방법: 무작위배정은 별도의 층화 배정 없이 시험군과 대조군이 1:1 비율로 배정될 수 있도록 블록 무작위배정 방법으로 SPSS 최신 버전을 이용하여 프로그래밍하여 무작위배정 번호를 발생시킨다. 이러한 무작위배정표는 대상자별 배정번호에 따라 시험군 또는 대조군이 무작위배정 되어 기록될 것이며, 본 임상시험과 직접적인 관련이 없는 자에 의해 수령 및 관리될 것이다.
		  * 층화배정 미진행 사유: 참고문헌에 따르면 시험에 참여한 대상자를 구분하지 않고, ○로 동일하게 적용하였고, 분석 결과도 층화 없이 진행하였음. 이에 따라 본 임상시험에서도 별도의 층화배정 없이 대상자에 대해 분석하고자 함.
		  - 활용방안: 무작위배정에 따라 임상시험용 의료기기의 라벨링 및 포장이 이루어지게 되고, 순차적으로 등록된 시험대상자들은 배정된 의료기기의 수령 및 의료기기의 적용이 이루어지게 된다.	

		- 군간 비율: 무작위배정은 본 연구 디자인에 따라 1회 진행되고, 군별 비율 배정은 다음과 같다. 시험군 : 대조군 = 1 : 1, 발행규칙은 '11.4.6 시험대상자 식별번호' 참고
평가지표 및 통계분석 방법	분석대상군	PPS
	평가변수	• 일차 유효성 평가변수 - Baseline 대비 12주 시점의 환자의 코막힘 증상 점수(Visual analog scale, 0~10) 변화량 • 이차 유효성 평가변수 - Baseline 대비 12주 시점의 코막힘 설문지 평가를 통해 치료 후 대상자의 주관적인 평가를 확인하여 증상 완화를 확인한다. - Baseline 대비 12주 시점의 비강 통기도 검사의 MCA 수치를 평가한다. • 안전성 평가변수 - 이상사례 - 내시경 소견: 점막 유착, 출혈, 가피 형성
	결측치 처리방법	LOCF

■ 최초 제출본

- 무작위배정 방법
  - 정의: 시험대상자는 연구자에 의해 순차적으로 배정번호를 부여받는다. (Screening No.의 순서와 무관함)
  - 무작위배정은 별도의 층화 배정 없이 무작위배정하고 시험군과 대조군이 1:1의 비율로 배정될 수 있도록 SPSS 최신 버전을 이용하여 프로그래밍하여 무작위배정 번호를 발생시킨다. 이러한 무작위배정표는 대상자별 배정번호에 따라 시험군 또는 대조군이 무작위배정 되어 기록될 것이며, 본 임상시험과 직접적인 관련이 없는 자에 의해 수령 및 관리될 것이다.
    * 층화배정 미진행 사유: 참고문헌에 따르면 시험에 참여한 대상자를 구분하지 않고, ○로 동일하게 적용하였고, 분석 결과도 층화 없이 진행하였음. 이에 따라 본 임상시험에서도 별도의 층화배정 없이 대상자에 대해 분석하고자 함.
  - 활용방안: 무작위배정에 따라 임상시험용 의료기기의 라벨링 및 포장이 이루어지게 되고, 순차적으로 등록된 시험대상자들은 배정된 의료기기의 수령 및 의료기기의 적용이 이루어지게 된다.
  - 군간 비율: 무작위배정은 본 연구 디자인에 따라 1회 진행되고, 군별 비율 배정은 다음과 같다. 시험군 : 대조군 = 1 : 1, 발행규칙은 '11.4.6 시험대상자 식별번호' 참고'

■ 상담 또는 검토의견

〈보완요청사항〉
- 무작위배정표 생성 주체, 생성 방법 등에 대해 구체적으로 기술할 것.
- 편향 대책을 위해 독립적인 무작위배정 운용 담당자를 계획할 것.

〈검토의견〉
- 무작위배정표 생성주체, 생성방법(예: 단순 무작위배정, 블록 무작위배정) 등에 관한 구체적인 기술이 누락 되었음. 연구자가 시험대상자의 무작위배정 번호를 부여하는 것은 부적절함.

사례5. 의료기기

■ 검토 완료본

민원 분류	임상시험계획서		
유형 구분	☑최초, ☐추가, ☐변경, ☐해당없음	임상단계	확증
	☑확증 임상, ☐탐색 임상, ☐연구자 확증, ☐연구자 탐색, ☐해당없음		
시험제목	두개악안면 골절환자를 대상으로 ○와 비교하여 △의 유효성 및 안전성을 확인하기 위한 다기관, 무작위배정, 비열등성, 평가자맹검, 확증 임상시험		
임상시험 목적	본 임상시험은 두개악안면 골절환자에게 마그네슘 합금의 특성인 생체흡수성 및 골융합 효과가 기대되는 △을 적용하여 ○와 비교함으로써 유효성과 안전성의 비열등성을 입증함을 목적으로 한다.		
대상 적응증 또는 의료기기 사용목적	두개악안면 골절환자		
시험대상자 수	총 ◎ 명(시험군: ◎명, 대조군: ◎명)		
연구방법	설계	☑평행 설계 ☐단일 설계 ☐교차설계 ☐기타(명시)	
	디자인	☐우월성 ☐동등성(마진:) ☑비열등성(마진:☆) ☐차이검정 ☐기타(명시)	
	연구개요	• 다기관, 무작위배정, 비열등성, 평가자맹검, 확증 임상시험 - 본 시험은 등록된 피험자들을 시험기기군 또는 대조기기군에 할당 시 개입될 수 있는 편향(bias)을 막기 위해 무작위배정을 실시하도록 계획되었다. - 시험에 적합한 피험자는 시험군과 대조군에 1:1비율로 무작위배정 된다. 피험자를 각 군에 무작위배정하기 전에 먼저 피험자에 대한 적합성을 판정한다. 피험자가 등록/무작위배정 되기에 적합하다면, 피험자는 엄격하게 연속적인 방법으로 무작위배정 된다. - 임상시험용 의료기기를 적용하기 전에 임상시험을 중단한 피험자는 대체될 수 있으나 무작위배정번호는 다시 사용할 수 없다. 이미 임상시험용 의료기기를 적용 받은 후에 임상시험을 중단한 피험자는 대체될 수 없으며, 무작위배정번호 역시 다시 사용할 수 없고, 해당 피험자도 본 임상시험에 다시 참여할 수 없다. - 무작위배정코드는 독립된 통계학자를 통해 컴퓨터 발생의 고유의 방법으로 배정코드를 무작위로 발생시키는데 본 임상시험에서는 적절한 블록크기를 고려한 블록 확률화 배정방법을 사용하여 각 기관별로 배정하기로 하며 시험군과 대조군의 무작위배정 비율은 1:1이다. 무작위배정 후 동의를 철회하거나 어떠한 사유로 인해 임상시험을 중단한 경우 한 번 배정된 무작위배정 번호는 다른 피험자에게 재부여되지 않는다.	

	분석대상군	PP
평가지표 및 통계분석 방법	평가변수	• 일차 유효성 평가변수 - 수술 전 대비 수술 24 주 후의 CT상 Bone Union(골절부위의 방사선 투과성이 없이 골절선이 소멸된 경우) 차이 비교 • 이차 유효성 평가변수 - 수술 전 대비 수술 4, 12, 24 주 후의 CT상 Bone Density Score 차이 비교 - 수술 전 대비 수술 4, 12, 24 주 후 물리적인 압력에 대한 통증의 VAS 경감정도 비교 - 시험군과 대조군의 수술 시간 비교 - 수술 후 수술부위 Complication 발생빈도 비교 • 안전성 평가변수 - 수술부위 이상사례 - 이상사례 - 신체검진 - 활력징후 - 실험실적검사
	결측치 처리방법	LOCF

■ 최초 제출본

• 무작위배정
 - 본 시험은 등록된 피험자들을 시험기기군 또는 대조기기군에 할당 시 개입될 수 있는 편향(bias)을 막기 위해 무작위배정을 실시하도록 계획되었다.
 - 시험에 적합한 피험자는 시험군과 대조군에 1:1 비율로 무작위배정 된다. 피험자를 각 군에 무작위배정 하기 전에 먼저 피험자에 대한 적합성을 판정한다. 피험자가 등록/무작위배정 되기에 적합하다면, 피험자는 엄격하게 연속적인 방법으로 무작위배정 된다.
 - 임상시험용 의료기기를 적용하기 전에 임상시험을 중단한 피험자는 대체될 수 있으나 무작위배정 번호는 다시 사용할 수 없다. 이미 임상시험용 의료기기를 적용받은 후에 임상시험을 중단한 피험자는 대체될 수 없으며, 무작위배정번호 역시 다시 사용할 수 없고, 해당 피험자도 본 임상시험에 다시 참여할 수 없다.
 - 무작위배정코드는 독립된 통계학자를 통해 컴퓨터 발생의 고유의 방법으로 배정코드를 무작위로 발생시키는데 본 임상시험에서는 적절한 블록크기와 2개의 층화를 고려한 층화 블록 확률화 배정방법을 사용하여 각 기관별로 배정하기로 하며 시험군과 대조군의 무작위배정 비율은 1:1이다. 무작위배정 후 동의를 철회하거나 어떠한 사유로 인해 임상시험을 중단한 경우 한 번 배정된 무작위배정 번호는 다른 피험자에게 재부여 되지 않는다.

■ 상담 또는 검토의견

〈보완요청사항〉
- 무작위배정표 작성 시 이용한 층화요인 및 무작위배정 방법을 명확히 기재할 것.

〈검토의견〉
- 무작위배정표 작성 시 이용한 2개의 층화요인(층화요인 기술 누락), 계획서에 무작위배정방법 (층화 블록 확률화배정, 블록 확률화배정 혼용)에 대한 명확한 기재가 필요함.

II. 시험대상자 수 산출 관련 사례

사례6. 의약품

■ 검토 완료본

민원 분류	임상시험계획서		
유형 구분	☑최초, ☐추가, ☐변경, ☐해당없음	임상단계	제 3 상
	☑확증 임상, ☐탐색 임상, ☐연구자 확증, ☐연구자 탐색, ☐해당없음		
시험제목	유착성 관절낭염 환자들을 대상으로 ◇의 관절강내 투여 시와 ◆의 주관절강내 투여 시의 효능 및 안전성을 평가하기 위한 다기관, 무작위배정, 병행 설계, 활성 대조군, 이중 눈가림, 제 3 상 시험		
임상시험 목적	유착성 관절낭염 환자들을 대상으로 ◇ 투여 후 12주 시점에 기저치 대비 Total SPADI(Shoulder Pain and Disability Index) score의 변화량을 활성 대조약인 ◆를 투여하였을 때와 비교하여 비열등성을 입증하고자 한다.		
대상 적응증 또는 의료기기 사용목적	유착성 관절낭염 환자		
시험대상자 수	총 ◎ 명(시험군: ◎명, 대조군: ◎명) • 시험대상자 수 설정 근거 - 본 임상시험에서는 대조군에 대한 시험군의 비열등성을 검정할 수 있도록 시험대상자의 수를 산출하였다. 먼저 유착성 관절낭염에서 Physical therapy와 ◆ 투여 및 Physical therapy의 효과를 비교한 참고문헌에서 ◆ plus Physical therapy 군의 Treatment 후 3개월까지 SPADI Total score의 표준편차가 x1.1~x1.9 범위로 확인되므로 표준편차는 보수적으로 x2.0을 가정하였다. - 참고문헌에 따르면, Shoulder pain and function에 있어 SPADI Total score의 Minimal Clinically Significant Difference로 대개 ★을 설정하고 있으며, Non-inferiority trial인 ☐_1 study와 Shoulder pain 환자 대상으로 corticosteroid를 투여하는 ☐_2 study에서는 Non-inferiority margin으로써 각각 ★, ☆를 사용하였다. 이는 SPADI의 test properties에 대한 여러 Systematic review에서 확인된 Minimal Clinically Important Difference(MCID)로부터 산출된 값이며, 각각 MCID의 Range로 제시된 m1-m2의 95% 신뢰구간을 이용하거나 MCID의 2/3를 Margin으로 설정하는 방법에서 비롯된 것이다. - Non-inferiority margin이 m1 ~ m2 임을 확인할 수 있으므로, 통계적인 사고와 임상적 판단을 종합하여 판단하였을 때 확인된 최소값인 △을 Non-inferiority margin으로 설정하고자 한다. 이에 유의수준 2.5%, 검정력 90%를 고려하여 시험대상자 수를 산출하면 다음과 같다.		

연구방법	설계	☑ 평행 설계 ☐ 단일 설계 ☐ 교차설계 ☐ 기타(명시)
		- 따라서 평가 가능한 시험대상자를 군당 n1명씩 총 N1명을 모집하기 위해, 중도 탈락률 ○%를 고려하여 군당 n명씩 총 N명의 시험대상자를 모집할 것이다.
	디자인	☐ 우월성 ☐ 동등성(마진:) ☑ 비열등성(마진:△) ☐ 차이검정 ☐ 기타(명시)
	연구개요	• 다기관, 무작위배정, 병행 설계, 활성 대조군, 이중 눈가림, 제 3상 시험
평가지표 및 통계분석 방법	분석대상군	PP군

	평가변수	• 일차 유효성 평가변수
		 - 마지막 투여 후 베이스라인 대비 12주 total SPADI score 변화량
		• 이차 유효성 평가변수
		 - 베이스라인 대비 SPADI score 변화량
		  · 마지막 투여 후 1주, 6주 Total SPADI score 변화량
		  · 마지막 투여 후 1주, 6주, 12주 Pain, Disability score 변화량
		 - 마지막 투여 후 베이스라인 대비 1주, 6주, 12주 Numeric Rating Scale 변화량
		 - 마지막 투여 후 베이스라인 대비 1주, 6주, 12주 Passive ROM 변화량
		 - 12주 Short-form Survey-12
		 - 구제약물 사용 비율
		 - 구제약물 사용량
		• 안전성 평가변수
		 - 이상반응, 주사부위 국소반응, 활력징후, 실험실 검사

	결측치 처리방법	LOCF

■ 최초 제출본

• 시험대상자 수 계산
 - 본 임상시험에서는 대조군에 대한 시험군의 비열등성을 검정할 수 있도록 시험대상자의 수를 산출하였다. 참고문헌에 따르면, Shoulder pain and function에 있어 SPADI Total score의 Minimal clinically significant difference로 ★을 설정하고 있어 이를 Non-inferiority margin으로 설정하였다. 또한 유착성 관절낭염에서 Physical therapy와 ◆투여 및 Physical therapy의 효과를 비교한 참고문헌에서 ◆ plus Physical therapy 군의 Treatment 후 3개월까지 SPADI Total score의 표준편차가 x1.1~x1.9 범위로 확인되므로 표준편차는 보수적으로 x2.0을 가정하였다. 이에 유의수준 2.5%, 검정력 90%를 고려하여 시험대상자 수를 산출하면 다음과 같다.
 - 따라서 평가 가능한 시험대상자를 군당 n1명씩 총 N1명을 모집하기 위해, 중도 탈락률 ○%를 고려하여 군당 n명씩 총 N명의 시험대상자를 모집할 것이다.

■ 상담 또는 검토의견

〈보완요청사항〉
- 시험대상자 수 산출시 고려한 비열등성 마진 설정시 통계적 마진이 고려되지 않은 것으로 보이므로 통계적 마진 및 임상적 마진을 고려하여 최종 마진을 설정하는 것이 바람직함.

〈검토의견〉
- 시험대상자 수 산출시 고려한 비열등성 마진에 대해 타당한 근거 사유를 제시하거나, 통계적 마진 및 임상적 마진을 고려하여 최종 마진을 설정할 것. 비열등성 마진 변경시 시험대상자 수 산출 및 일차 유효성 평가변수에 대한 통계분석방법 중 비열등성 판단 기준이 변경될 수 있음.

사례7. 의약품

■ 검토 완료본

민원 분류	임상시험계획서
유형 구분	☑최초, ☐추가, ☐변경, ☐해당없음　임상단계　제 3 상
	☑확증 임상, ☐탐색 임상, ☐연구자 확증, ☐연구자 탐색, ☐해당없음
시험제목	제 2 형 당뇨병성 신증 환자를 대상으로 24 주간 ◇을 투여 후 유효성 및 안전성을 평가하기 위한 다기관, 무작위배정, 이중눈가림, 위약 대조, 평행설계, 제 3 상 임상시험)
임상시험 목적	제2형 당뇨병성 신증 환자에게 24주간 ◇을 투여함에 따른 기저치 대비 24주 투여 종료 시점의 추정 사구체 여과율(eGFR)의 변화량을 평가하여 유효성을 평가하고자 한다.
대상 적응증 또는 의료기기 사용목적	당뇨병성 신증(Diabetic Nephropathy)

시험대상자 수	총 ◎ 명(시험군: ◎명, 대조군: ◎명)
	• 시험대상자 수 설정 근거
	  - 본 연구의 임상시험용의약품인 ◇의 주성분은 ▽이며, 해당 성분으로 진행된 유사한 다른 임상시험이 부재하여 ◇의 2상 연구 결과를 바탕으로 시험군과 대조군의 효과를 설정하였다. ◇의 2상 임상시험 결과에 따르면 ◇을 12주 투여한 후 eGFR의 평균 변화량과 표준편차는 $x_1 \pm s_1$ 이었으며, 위약군의 평균 변화량과 표준편차 $x_2 \pm s_2$로 확인되었으며, 시험군과 위약군의 차이는 x_{12}으로 확인되었다. 또한, △의 3상 임상시험인 ▲1 trial의 경우 시험군과 위약군의 차이가 x_3 이었으며, 일본에서 진행된 2상 임상시험인 ▲2 study 결과에 따르면 치료군간 차이가 x_4로 확인되었다. 해당 결과를 바탕으로 본 연구의 시험군과 위약군의 차이를 제시된 세 연구의 가중한 평균인 m으로 설정하고자 하였다. 표준편차의 경우 현재 제2형 당뇨병성 신증 환자에 대한 특별한 표준 치료제가 부재하며, ▽ 성분으로 진행된 연구가 없는 점을 감안하여 보다 보수적으로 접근하기 위하여 제시된 표준편차 중 가장 큰 s로 설정하였다.
	  - 본 연구에서는 군당 n_1 명의 대상자가 필요하며, 중도탈락률 ○%를 고려하여 총 N 명의 대상자가 요구된다.

연구방법	설계	☑평행 설계 ☐단일 설계 ☐교차설계 ☐기타(명시)
	디자인	☑우월성 ☐동등성(마진:) ☐비열등성(마진:) ☐차이검정 ☐기타(명시)
	연구개요	• 다기관, 무작위배정, 이중눈가림, 위약 대조, 평행설계

	분석대상군	FAS
평가지표 및 통계분석 방법	평가변수	• 일차 유효성 평가변수 　- 기저치 대비 24주 투여 종료 시점의 추정 사구체 여과율(eGFR)의 변화량 • 이차 유효성 평가변수 　- 기저치 대비 8주 및 16주 시점의 eGFR의 변화량 　- 기저치 대비 8주, 16주 및 24주 투여 종료 시점의 요중 알부민/크레아티닌 비율(ACR)의 변화량 　- 기저치 대비 8주, 16주 및 24주 투여 종료 시점의 HOMA-IR의 변화량 　- 기저치 대비 8주, 16주 및 24주 투여 종료 시점의 HOMA-β의 변화량 　- 기저치 대비 8주, 16주 및 24주 투여 종료 시점의 말론디알데하이드(Malondialdehye, MDA)의 변화량 　- 기저치 대비 8주, 16주 및 24주 투여 종료 시점의 8-OHdG의 변화량 　- 기저치 대비 8주, 16주 및 24주 투여 종료 시점의 C-peptide의 변화량 　- 기저치 대비 8주, 16주 및 24주 투여 종료 시점의 혈청 크레아티닌의 변화량 　- 기저치 대비 8주, 16주 및 24주 투여 종료 시점의 혈청 Cystatin-C의 변화량 　- 기저치 대비 8주, 16주 및 24주 투여 종료 시점의 요중 전환성장인자 베타1(transforming growth factor beta1, TGF-β1)의 변화량 　- 기저치 대비 8주, 16주 및 24주 투여 종료 시점의 고감도 C 반응성 단백질(hsCRP)의 변화량 　- 기저치 대비 8주, 16주 및 24주 투여 종료 시점의 단백뇨의 변화량 　- 기저치 대비 8주, 16주 및 24주 투여 종료 시점의 미세알부민뇨의 변화량 　- 기저치 대비 8주, 16주 및 24주 투여 종료 시점의 신장병과 삶의 질 설문지(KDQOL-SF^{TM}) 평가점수의 변화량 　- 기저치 대비 24주 투여 종료 시점까지 eGFR의 30% 이상 지속적으로 감소하는 시험대상자의 발생률 　- 기저치 대비 24주 투여 종료 시점까지 말기 신부전(End-stage renal failure)으로 발전하는 시험대상자수의 발생률 　- 기저치 대비 24주 투여 종료 시점까지의 임상시험 기간에 신부전 또는 심혈관 질환으로 입원하는 시험대상자수의 발생률 • 안전성 평가변수 　- 이상반응, 실험실적 검사, 심전도 검사, 활력징후, 신체검진
	결측치 처리방법	LOCF

■ 최초 제출본

• 산출근거
- 본 연구의 임상시험용의약품인 ◇의 주성분은 ▽이며, 해당 성분으로 진행된 유사한 다른 임상시험이 부재하여 ◇의 2상 연구 결과를 바탕으로 시험군과 대조군의 효과를 설정하였다. ◇의 2상 임상시험 결과에 따르면 ◇을 12주 투여한 후 eGFR의 평균 변화량과 표준편차는 $x_1 \pm s_1$ 이었으며, 위약군의 평균 변화량과 표준편차 $x_2 \pm s_2$로 확인되었다. 해당 결과를 바탕으로 본 연구의 시험군의 효과를 동일하게 x_1으로 설정하였으며, 대조군의 경우 2상 임상시험이 소수인 ◎명으로 진행된 결과임을 감안하여 보다 보수적으로 접근하기 위하여 ◎으로 설정하였다. 또한, 본 연구의 표준편차는 ◇의 2상 임상시험의 시험군과 대조군에 대한 pooled 표준편차인 s로 설정하였다.

• 산출공식
- 위의 가정과 함께 유의수준 양측검정 5%, 검정력 80%(β=20%)에 대한 최소 필요한 대상자 수는 다음과 같다.
- 본 연구에서는 군당 n_1 명의 대상자가 필요하며, 중도탈락률 ○%를 고려하여 총 N 명의 대상자가 요구된다.

■ 상담 또는 검토의견

〈보완요청사항〉
- 시험대상자 수 산출 시 가정한 효과 크기에 대한 타당한 근거 자료(임상적 타당성 포함)에 대한 확인이 필요함.

〈검토의견〉
- 시험대상자 수 산출 시 가정한 효과 크기에 대한 타당한 근거 자료(임상적 타당성 포함)를 제출할 것.

사례8. 의약품

■ 검토 완료본

민원 분류		임상시험계획서		
유형 구분		☑최초, ☐추가, ☐변경, ☐해당없음	임상단계	제 3 상
		☑확증 임상, ☐탐색 임상, ☐연구자 확증, ☐연구자 탐색, ☐해당없음		
시험제목		수술이 불가능한 진행성 또는 전이성 췌장암 환자에서 △/ ▲/▽ 병용요법 또는 ▼ 요법 후, 안전성과 유효성을 비교 평가하기 위한 3상 임상시험		
임상시험 목적		본 임상시험에서 ▼ 요법 또는 I △/ ▲/▽ 3제 병용요법은 최대 18 개월 동안 투약하며, 투약 이후 6 개월을 추적관찰하여 최대 2년동안 유효성과 안전성을 비교분석하려고 한다.		
대상 적응증 또는 의료기기 사용목적		수술이 불가능한 진행성 또는 전이성 췌장암 환자		
시험대상자 수		총 ◎ 명(시험군: ◎명, 대조군: ◎명)		
연구방법	설계	☑평행 설계 ☐단일 설계 ☐교차설계 ☐기타(명시)		
	디자인	☑우월성 ☐동등성(마진:) ☐비열등성(마진:) ☐차이검정 ☐기타(명시)		
	연구개요	• 무작위배정, 비교, 공개, 중재, 전향적, 단일기관		
평가지표 및 통계분석 방법	분석대상군	FAS		

	평가변수	• 일차 유효성 평가변수
		  - 전체 생존기간(Overall survival, OS) at timepoint [18 months]
		• 이차 유효성 평가변수
		  - 무진행 생존기간(PFS) at timepoit [6, 12, 18, and 24 months]
		  - 전체 생존기간(OS) at timepoint [12 and 24 months]
		  - CR, PR, SD로 평가되는 질병조절율(DCR, %) [6, 12 and 18 months]
		  - CR, PR로 평가되는 반응율(ORR, %) [6, 12, 18 months]
		  - 질병진행까지의 시간(TTP)
		  - 안전성으로 인한 study discontination rate (% of total)
		  - AE로 인한 시험약 또는 대조약의 감량을 하게 된 대상자 수(% of total)
		  - AE로 인한 대조약의 modification이 필요하게 된 대상자 수(% of total)
		  - Grade 3(NCI-CTCAE v5.0) 이상의 adverse drug reaction(ADR) 안전성 비교(% of total) : 모든 카테고리
		  - 기저치 대비 각 관측시점의 종양표지자(CA19-9) 수치 변화 평가비교
		  - FACT-Hep 설문 평가를 통해 삶의 질 변화 평가
		• 안전성 평가변수
		  - 실험실적 검사, 활력징후, ECOG-PS, 심전도 검사, 이상반응		

	결측치 처리방법	LOCF		

■ 최초 제출본

• 목표한 대상자의 수 및 그 근거
- 앞서 질환의 배경에서 언급한 것과 같이, 췌장암에서의 치료 반응율은 10~20% 정도로 비교적 낮고, 효과적이라고 알려진 치료제가 드물어 지금까지도 매우 제한적인 종류의 항암제들만이 사용되고 있다. 크리스탈지노믹스가 개발 중인 △ 또한 효능과 안전성 면에서 아직 제한적인 데이터만 있으므로, 췌장암 환자에게 불필요한 위험에의 노출을 줄이고 최소한의 대상자에서 시험약의 유효성과 안전성을 확인할 수 있는 디자인을 선택하고자 한다.
- 본 3 상 임상시험은 △/ ▲/▽의 3 제 병용요법을 사용한 Phase 2 임상시험에서 나타난 유효성과 안전성 데이터와 문헌들에 발표된 논문의 유효성과 안전성 데이터를 기준으로 하여 다음과 같이 sample size estimation을 위해 simulation하였다. 이를 위해 Simon's two stage optimal design와 Flming's two-stage design를 사용하였고, 또한 안전성 데이터 중에서 중요한 데이터를 사용하여 cohort를 이용한 randomized clinical trials에서 minimum으로 필요한 sample size를 simulation 하였는 바, 적합한 sample size는 다음과 같이 나타났다.
- 현재 췌장암에 사용되는 표준치료요법인 ▼ 요법에 대한 제 3 상 임상시험에서 확인된 ORR은 약 25~35%, DCR은 약 60~70%이었다. △/ ▲/▽ 3 제 병용요법의 2상 임상시험에서 ORR은 25%, DCR은 93.8%이었다. 이 결과는 ▼ 요법의 ORR, DCR과 비교하였을 때, 비록 그 차이는 별로 크지 않았지만 열등하지 않았다.
- 유효성에서 큰 차이를 보이지 않았으므로 large sample size의 임상시험이 필요한 것을 극복하기 위해서는 더 우수한 결과를 나타낸 안전성의 변수로 sample size를 예측하게 되었다.
- 그러므로 본 임상시험에서는 Type I (α) error 및 Type II (β) error는 각각 0.05 (5%), 검정력은 80%로 하여 여러 다른 변수들에 의거한 probability에 따라 본 임상시험에 필요한 총 대상자 수를 simulation 하였다. 그 결과, 총 예상되는 sample size는 N 명 (n1명 per group)으로 예상되었다.
- 이 시험의 대상자 수 산정은 다음과 같은 가설을 세워서 OpenEpi, Version 3, open source calculator를 이용하여 구하였다.
- 또한, 다음과 같은 가설을 세워서 sample size estimation을 Fleming's Two-Stage design으로 simulation해 본 예임(Fleming TR(!982). Biometrics 38: 143-151).

■ 상담 또는 검토의견

〈보완요청사항〉
- 확증 임상시험의 기준에 따라 시험대상자 수를 재산출 할 것. 공동 일차 유효성 평가변수의 경우 다중성(유의수준 및 검정력) 보정도 고려되어야 함.

〈검토의견〉
- 시험대상자 수 산출 시 확증 임상시험의 기준(일차 유효성 평가변수의 효과크기, 유의수준 양측 5%, 전체 검정력 80% 이상)에 따라 산출되지 않음.

사례9. 바이오의약품

■ 검토 완료본

민원 분류	임상시험계획서			
유형 구분	☐최초, ☐추가, ☑변경, ☐해당없음	임상단계		3상
	☑확증 임상, ☐탐색 임상, ☐연구자 확증, ☐연구자 탐색, ☐해당없음			
시험제목	당뇨병성 황반부종환자에서 ■ 대비 □의 유효성과 안전성을 비교하기 위한 무작위배정, 활성대조, 이중눈가림, 평행군, 제3상 임상시험			
임상시험 목적	• 당뇨망막병증 조기치료시험(ETDRS) 차트를 사용하여 베이스라인대비 제8주 최고교정시력(BCVA)의 평균변화에 따라 임상반응으로 확인된 유효성 측면에서 □가 ■와 유사함을 입증하기 위함.			
대상 적응증 또는 의료기기 사용목적	당뇨망막병증			
시험대상자 수	총 ◎ 명(시험군: ◎명, 대조군: ◎명) • 시험대상자 수 설정 근거 - 두 개의 단측유의수준 0.025로 ±○개시표의 동등성한계를 가정하여, ◎명의 환자(투여군 당 ◎명)로 구성된 표본크기는 베이스라인 대비 제8주의 BCVA 평균변화에 근거한 ■에 대한 □의 치료동등성을 입증하는 80% 통계검정력을 제공한다. 표본크기 산출에서, 베이스라인 대비 BCVA 평균변화 의 공통 SD를 ●로 가정했고 예상되는 평균 차이를 0으로 가정했다. 중도탈락률은 12%로 가정했으므로, 약 ◎명의 환자(□와 ■의 투여군 당 ◎명)가 이 시험에 등록되어야 한다. 표본크기는 PASS 소프트웨어2021 (NCSS, LLC, Kaysville, Utah, USA)을 사용하여 계산했다.			
연구방법	설계	☑평행 설계 ☐단일 설계 ☐교차설계 ☐기타(명시)		
	디자인	☐우월성 ☑동등성(마진:◇) ☐비열등성(마진:) ☐차이검정 ☐기타(명시)		
	연구개요	• 무작위배정, 활성대조, 이중눈가림, 평행군, 제3상 임상시험		
평가지표 및 통계분석 방법	분석대상군	FAS 군		
	평가변수	• 일차 유효성 평가변수 - ETDRS 차트를 사용한 베이스라인대비 제8주 BCVA의 평균변화 · 일차유효성분석은 베이스라인 BCVA와 국가를 공변량으로 하고 투여군을 인자로하는 공분산분석모델을 사용하여 베이스라인대비 제8주 BCVA의 평균변화에 대해 FAS로 수행. 차이에대한 양측 95% 신뢰구간이 동등성한계(±○개시표) 내에 완전히 속하면 ■에 대한 □의 치료적 동등성에 대한 결론. 일차평가변수도 PP 분석군을 사용하여 분석. 결측데이터 취급의 경우, 일차평가변수분석에 적절한 대치법이 SAP에 기술.		

| | | • 이차 유효성 평가변수
 - 제52주까지 각 해당 방문에서 다음 이차유효성평가변수를 평가.
　· ETDRS 차트를 사용한 베이스라인 대비 BCVA의 평균변화
　· ETDRS 차트를 사용한 베이스라인 대비 BCVA에서 ≥5, ≥10 및 ≥15개 ETDRS 시표가 증가한 환자의 비율
　· ETDRS 차트를 사용한 베이스라인 대비 BCVA에서 ≥5, ≥10 및 ≥15개 ETDRS 시표가 감소한 환자의 비율
• 안전성 평가변수
 - 중대한 이상반응(SAE)을 비롯한 AE(안구및비-안구), 특별관심대상AE (AESI, 동맥혈전색전사건 및 IVT 주사관련반응), IOP 검사, 세극등검사, 간접검안경검사, 손가락세기/손동작/광인지, 면역원성평가, 과민반응모니터링, 활력징후 및 체중측정, ECG, 뉴욕심장학회기능분류평가, 신체검사소견, 임신검사, 헤모글로빈 A1c를 포함한 임상실험실분석, 전체시험기간동안 모니터링한 이전 및 병용치료 |
| | 결측치 처리방법 | MI |

■ 최초 제출본

두 개의 단측유의수준 0.025 로 ±3개시표의 동등성한계를 가정하여, ◎명의 환자(투여군당 ◎명)로 구성된 표본크기는 베이스라인 대비 제8주의 BCVA 평균변화에 근거한■에 대한 □의 치료동등성을 입증하는 80% 통계검정력을 제공한다. 표본크기산출에서, 베이스라인 대비 BCVA 평균변화 의 공통 SD를 ●로 가정했고 예상되는 평균차이를 0으로 가정했다. 중도탈락률은 12%로 가정했으므로, 약 ◎명의 환자(□와 ■의 투여군당 180명)가 이 시험에 등록되어야 한다. 표본크기는 PASS 소프트웨어 2021 (NCSS, LLC, Kaysville, Utah, USA)을 사용하여 계산했다.

■ 상담 또는 검토의견

〈보완요청사항〉
 - 시험대상자 수 산출 시 가정한 값(표준편차)에 대한 타당한 근거 자료(참고문헌 포함)를 제시할 것.

〈검토의견〉
 - 시험대상자 수 산출 시 가정한 값(표준편차)에 대한 타당한 근거 자료 미제출

사례10. 바이오의약품

■ 검토 완료본

민원 분류	임상시험계획서		
유형 구분	☑최초, ☐추가, ☐변경, ☐해당없음	임상단계	3상
	☑확증 임상, ☐탐색 임상, ☐연구자 확증, ☐연구자 탐색, ☐해당없음		
시험제목	간이식 환자를 대상으로 ■의 안전성을 평가하기 위한 제 3b 상 임상시험		
임상시험 목적	• 간이식 수술 후 B 형 간염 재발 예방 요법을 진행 중인 환자에 대한 ■의 안전성을 평가하고자 한다.		
대상 적응증 또는 의료기기 사용목적	B 형 간염 재발 예방 요법		
시험대상자 수	총 ◎ 명(시험군: ◎명, 대조군: ◎명) • 시험대상자 수 설정 근거 - 본 임상시험에서는 각 군 ◎명에 대한 안전성을 평가하고자 한다. □ 제 2b/3 상 임상시험(임상시험 제목 : B 형 간염 바이러스 감염과 관련된 간이식 환자를 대상으로 □를 정맥 주사하여 유효성 및 안전성을 평가하기 위한 용량 선정(1 단계), 비열등성(2 단계) 제 2/3 상 임상시험, 식약처 계획서 승인일 : YYYY-MM-DD)에서 대조군인 ■군의 임상약 투여 72시간 이내 발생한 임상약과 관련성이 있는 infusion reaction 발생률은 ●% (◎명)이었다. 목표 대상자 수 ◎명은 ●% 발생을 한 건이라도 탐지할 가능성을 99% 이상의 수준으로 확보하기 위한 충분한 수이다. $$1 - e^{-pn} > 0.99 \quad \rightarrow \quad n \geq ◎$$ (p : Infusion reaction 발생률, n : 대상자 수, Poisson distribution 가정)		
연구방법	설계	☐평행 설계 ☑단일 설계 ☐교차설계 ☐기타(명시)	
	디자인	☐우월성 ☐동등성(마진:) ☐비열등성(마진:) ☐차이검정 ☑기타(명시)	
	연구개요	• 공개, 활성 대조, 무작위배정, 다기관, 평행 설계	
평가지표 및 통계분석 방법	분석대상군	-	
	평가변수	• 일차 안전성 평가변수 - 투여 후 20 주간 발생한 이상반응 · 임상시험 기간 동안 보고된 이상반응, 약물이상반응, 중대한 이상반응, 중대한 약물이상반응, 임상시험용 의약품 투여 후 72시간 이내에 발생한 약물이상반응에 대해 시험대상자의 수, 백분율 및 발현 건수와 백분율에 대한 95%	

		신뢰구간을 각 군별로 제시한다. 또한 각 군별 이상반응 종류별 발현 대상자 수, 발현율 및 발현건수를 제시한다. 이때 이상반응 종류는 MedDRA 를 이용해 SOC (System Organ Class) 및 PT (Preferred Term)에 따라 분류된 용어로 제시한다. 또한 인과관계, 중증도에 따라 이상반응이 발생된 시험대상자 수, 백분율 및 발현 건수를 제시한다. • 이차 안전성 평가변수 - 실험실적 검사, 활력징후, 신체검진 • 탐색적 평가변수 - 시험자 및 대상자의 전반적 평가
	결측치 처리방법	대체하지 않음

■ 최초 제출본

• 본 임상시험에서는 각 군 ◎명에 대한 안전성을 평가하고자 한다. □ 제 2b/3 상 임상시험(임상시험 제목 : B 형 간염 바이러스 감염과 관련된 간이식 환자를 대상으로 □ 를 정맥 주사하여 유효성 및 안전성을 평가하기 위한 용량 선정(1 단계), 비열등성(2 단계) 제 2/3 상 임상시험, 식약처 계획서 승인일 : YYYY-MM-DD)에서 대조군인 ■군의 임상약 투여 72시간 이내 발생한 임상약과 관련성이 있는 infusion reaction 발생률은 ●% (◎명)이었다. 목표 대상자 수 ◎명은 ●% 발생을 한 건이라도 탐지할 가능성을 99% 이상의 수준으로 확보하기 위한 충분한 수이다.

$$1-e^{-pn} > 0.99 \quad \rightarrow \quad n \geq ◎$$

(p : Infusion reaction 발생률, n : 대상자 수, Poisson distribution 가정)

■ 상담 또는 검토의견

〈보완요청사항〉
- 임상의 목적을 명확히 하고 이에 적절한 가설 등을 설정할 것.

〈검토의견〉
- 본 임상은 유효성 평가변수가 설정되어 있지 않은 임상으로 통계 검토의뢰대상이 아니나 해당과의 요청으로 검토되었으며, 유효성 평가변수 설정 및 이에 대한 가설 검정을 고려해야 하는지 추가 검토가 필요함.

사례11. 바이오의약품

■ 검토 완료본

민원 분류	임상시험계획서		
유형 구분	☑최초, ☐추가, ☐변경, ☐해당없음	임상단계	3상
	☑확증 임상, ☐탐색 임상, ☐연구자 확증, ☐연구자 탐색, ☐해당없음		
시험제목	이상지질혈증 환자에서 □의 유효성 및 안전성 연구 : 다기관 무작위배정 위약 대조 이중맹검 임상시험		
임상시험 목적	• 본 연구는 이상지질혈증 환자 대상으로 □의 지질 수치 개선에 대한 임상적 치료효능을 연구하고자 함.		
대상 적응증 또는 의료기기 사용목적	이상지질혈증 환자		

시험대상자 수	총 ◎ 명(시험군: ◎명, 대조군: ◎명)
	• 시험대상자 수 설정 근거
	 - 본 임상시험연구는 □을 섭취한 시험군의 콜레스테롤 변화량이 대조군과 비교하여 우월한 차이를 보임을 확인하고자 한다. 이를 검정하기 위한 가설과 시험대상자 수 산출을 위한 가정은 다음과 같다.
	 1) 우월성검정
	  H_0: $\mu_t = \mu_c$ (시험군과 위약군의 콜레스테롤 평균변화량이 같다.)
	  H_1: $\mu_t \neq \mu_c$ (시험군과 위약군의 콜레스테롤 평균변화량이 다르다.)
	 2) 유의수준(level of significance, α)은 5%이며 양측검정으로 한다.
	 3) 제 2종 오류(β)는 0.1로 하여 검정력(power of the test)은 90%로 유지
	 4) 시험군과 대조군의 시험예수의 비율은 1로 한다.
	  즉 (시험군의 예수)=(대조군의 예수), 1:1로 한다.
	 5) 탐색적 연구를 목적으로 8주 동안 위약을 섭취한 대조군과 □을 섭취한 시험군에 대한 선행연구에서 LDL-콜레스테롤의 기저치 대비 변화량(8주차-0주차)은 다음의 표와 같았다. 대조군과 시험군에 대한 LDL-콜레스테롤 변화량의 분산이 같다는 가정하에 합동분산(pooled variance)으로부터 표준편차를 산출하였다.
	
	위의 1)-5)를 가정하였을 때 임상시험에 필요한 대상자 수는 다음과 같다.
	$$n = \frac{2(z_{\alpha/2} + z_\beta)^2 \sigma^2}{\Delta^2}$$
	$z_{\alpha/2}$: 표준정규분포에서 오른쪽 꼬리부분 면적이 $\alpha/2$가 되는 임계치
	z_β : 표준정규분포에서 오른쪽 꼬리부분 면적이 β가 되는 임계치
	σ^2 : 분산
	Δ : 시험군과 대조군 사이의 평균 차이		

		위의 식에 따라 대상자 수를 산출하면, 군당 최소 대상자 수는 약 ◎명이다. 따라서 drop-out(10%)을 고려하여 군당 등록할 대상자 수는 약 ◎명이며, 총 대상자는 ◎명을 등록하는 것으로 한다.
연구방법	설계	☑ 평행 설계 ☐ 단일 설계 ☐ 교차설계 ☐ 기타(명시)
	디자인	☑ 우월성 ☐ 동등성(마진:) ☐ 비열등성(마진:) ☐ 차이검정 ☐ 기타(명시)
	연구개요	• 다기관 무작위배정 위약 대조 이중맹검 임상시험
평가지표 및 통계분석 방법	분석대상군	ITT
	평가변수	• 일차 유효성 평가변수 - Baseline 검사와 종료시의 LDL-C의 변화율(%) · Baseline 검사와 종료시의 □ 투여군에서의 LDL-C의 변화율(%)와 대조군의 변화치 비교하여 Student t-test 또는 비모수검정법인 Mann-Whiteney U test 방법을 이용해 분석. • 이차 유효성 평가변수 - Baseline 검사와 종료시의 TG, TC, HDL-C, Apo A-I, Apo B의 변화율(%), Baseline 검사와 종료시의 [LDL-C/HDL-C, TC/HDL-C, Non-HDL-C/HDL-C, Apo B/Apo A-I] 비율의 변화율 (%), Baseline 검사와 종료시의 Non-HDL-C 목표치 도달율 (%)의 변화 • 안전성 평가변수 - 이상반응평가 - 임상실험실 검사결과 - 활력 징후
	결측치 처리방법	LOCF

■ 최초 제출본

목표한 대상자수

(1) 가설
○ 총 ◎ 명
 1) 시험대상자 수
본 임상시험연구의 유효한 최소연구대상자 수가 군당 ◎명씩 ◎명이 필요하나 drop-out(10%)를 고려하여 각 군당 ◎명씩 최종 ◎명을 등록하기로 한다.

(2) 산출 근거
본 임상시험연구는 □을 섭취한 시험군의 콜레스테롤 변화량이 대조군과 비교하여 우월한 차이를 보임을 확인하고자 한다.
이를 검정하기 위한 가설과 시험대상자 수 산출을 위한 가정은 다음과 같다.

1) 우월성검정
   H_0: $\mu_t = \mu_c$ (시험군과 위약군의 콜레스테롤 평균변화량이 같다.)
   H_1: $\mu_t \neq \mu_c$ (시험군과 위약군의 콜레스테롤 평균변화량이 다르다.)
2) 유의수준(level of significance, α)은 5%이며 양측검정으로 한다.
3) 제 2종 오류(β)는 0.1로 하여 검정력(power of the test)은 90%로 유지
4) 시험군과 대조군의 시험예수의 비율은 1로 한다. 즉 (시험군의 예수)=(대조군의 예수), 1:1로 한다.
5) 탐색적 연구를 목적으로 8주 동안 위약을 섭취한 대조군과 □을 섭취한 시험군에 대한 선행연구에서 LDL-콜레스테롤의 기저치 대비 변화량(8주차-0주차)은 다음의 표와 같았다. 대조군과 시험군에 대한 LDL-콜레스테롤 변화량의 분산이 같다는 가정하에 합동분산(pooled variance)으로부터 표준편차를 산출하였다.

위의 1) - 5)를 가정하였을 때 임상시험에 필요한 대상자 수는 다음과 같다.

$$n = \frac{2(z_{\alpha/2} + z_\beta)^2 \sigma^2}{\Delta^2}$$

$z_{\alpha/2}$: 표준정규분포에서 오른쪽 꼬리부분 면적이 $\alpha/2$가 되는 임계치
z_β : 표준정규분포에서 오른쪽 꼬리부분 면적이 β가 되는 임계치
σ^2 : 분산
Δ : 시험군과 대조군 사이의 평균 차이

위의 식에 따라 대상자 수를 산출하면, 군당 최소 대상자 수는 약 ◎명이다. 따라서 drop-out(10%)을 고려하여 군당 등록할 대상자 수는 약 ◎명이며, 총 대상자 수는 ◎명을 등록하는 것으로 한다.

일차유효성 평가변수 및 분석방법
 1) 평가변수
○ Baseline 검사와 종료 시의 LDL-C의 변화율(%)

■ 상담 또는 검토의견

〈보완요청사항〉
- 대상자 수 산출에 가정한 효과 크기의 타당성을 제시할 것.

〈검토의견〉
- 일차평가변수의 'Baseline 검사와 종료 시의 LDL-C의 변화율(%)'과 대상자 수 산출 시 'LDL-콜레스테롤의 기저치 대비 변화량(8주차-0주차)'의 정의 및 평가 시점이 상이함.

사례12. 의료기기

■ 최초 제출본

민원 분류		임상시험계획서
유형 구분		☐ 최초, ☐ 추가, ☑ 변경, ☐ 해당없음 임상단계 확증
		☑ 확증 임상, ☐ 탐색 임상, ☐ 연구자 확증, ☐ 연구자 탐색, ☐ 해당없음
시험제목		불면증 인지행동치료 기반의 디지털 치료기기의 안전성 및 유효성 평가를 위한 다기관, 무작위배정, 이중눈가림, 대조군 확증 임상시험
임상시험 목적		불면증 환자를 위한 인지행동치료 기반 디지털치료기기의 안전성 및 유효성 평가
대상 적응증 또는 의료기기 사용목적		불면증 환자
시험대상자 수		총 ◎ 명(시험군: ◎명, 대조군: ◎명) • 최초 시험대상자 수 설정 근거 - 본 임상시험의 목적은 불면증 환자를 위한 ○ 기반 ☆의 사용 효과를 대조군과 비교하여 우월함을 입증하기 위함이다. 일차 유효성 평가변수는 베이스라인 대비 6주 시점의 insomnia severity index (ISI) 변화량이며, 가설은 다음과 같다. - 참고문헌에서 ISI의 결과는 아래 Table과 같았다. Post assessment 결과 A군에서는 평균(±표준편차) M1(±S1)점, 대조군인 B군은 M2(±S2)점이 감소하는 것으로 나타났다. 두 군 간의 차이는 M3점, 통합 표준편차는 S3로 계산되었다. 하지만 보수적 관점으로 샘플사이즈 선정을 위해 Post assessment의 통합 표준편차인 S4를 반영하여 상대유효효과를 E1으로 가정하였다. - 상기 설정 근거를 바탕으로 시험군과 대조군 1:1 배정, 양측 유의수준 5% 설정, 검정력 80%를 확보하기 위한 최소 피험자 수는 군당 ◎명이며, G*POWER Software를 이용하여 산출한 결과는 아래와 같다. - 위에 따라, ○ 기반 ☆의 사용 효과를 대조군과 비교하여 우월함을 확인하기 위해 각 군당 필요한 피험자 수는 ◎명이며, 중도탈락률 △%를 고려하여 각 군당 ◎명, 시험군과 대조군에 총 ◎명으로 산출되었다.
연구방법	설계	☑ 평행 설계 ☐ 단일 설계 ☐ 교차설계 ☐ 기타(명시)
	디자인	☑ 우월성 ☐ 동등성(마진:) ☐ 비열등성(마진:) ☐ 차이검정 ☐ 기타(명시)
	연구개요	• 다기관, 무작위배정, 이중눈가림, 대조군 확증 임상시험
평가지표 및 통계분석 방법	분석대상군	FAS
	평가변수	• 일차 유효성 평가변수 - 베이스라인 (치료 전) 대비 8주 시점 (6주 치료 후) Insomnia severity index (ISI) 변화량

		• 이차 유효성 평가변수 - 1주 시점 (치료 전) 대비 8주 시점 (6주 치료 후)의 수면 지표 변화량 - 베이스라인 (치료 전) 대비 8주 시점 (6주 치료 후)의 설문 조사 변화량 - SE 85% 이상 달성한 피험자 비율 - 순응도
	결측치 처리방법	LOCF

■ 최초 제출본

- 최초 시험대상자 수 설정 근거
  - 본 임상시험의 목적은 불면증 환자를 위한 ○ 기반 ☆의 사용 효과를 대조군과 비교하여 우월함을 입증하기 위함이다. 일차 유효성 평가변수는 베이스라인 대비 6주 시점의 insomnia severity index (ISI) 변화량이며, 가설은 다음과 같다.
  - 참고문헌에서 ISI의 결과는 아래 Table과 같았다. Post assessment 결과 A군에서는 평균(±표준편차) M1(±S1)점, 대조군인 B군은 M2(±S2)점이 감소하는 것으로 나타났다. 두 군 간의 차이는 M3점, 통합 표준편차는 S3로 계산되었다. 하지만 보수적 관점으로 샘플사이즈 선정을 위해 Post assessment의 통합 표준편차인 S4를 반영하여 상대유효효과를 E1으로 가정하였다.
  - 상기 설정 근거를 바탕으로 시험군과 대조군 1:1 배정, 양측 유의수준 5% 설정, 검정력 80%를 확보하기 위한 최소 피험자수는 군당 ◎명이며, G*POWER Software를 이용하여 산출한 결과는 아래와 같다.
  - 위에 따라, ○ 기반 ☆의 사용 효과를 대조군과 비교하여 우월함을 확인하기 위해 각 군당 필요한 피험자 수는 ◎명이며, 중도탈락률 △%를 고려하여 각 군당 ◎명, 시험군과 대조군에 총 ◎명로 산출되었다.
- 시험대상자 수 산출 변경 사유
  - 나이로 인한 편차가 클것을 예상하여, 통합 표준편차를 S4에서 S5로 변경하려고 한다. 이 외 검정력을 90%에서 80%로 변경, 중도탈락률을 △%에서 △%로 변경하고자 한다.

■ 상담 또는 검토의견

〈보완요청사항〉
- 임상시험 진행 중 사전에 계획되지 않은 시험대상자 수 변경은 바람직하지 않음.

〈검토의견〉
- 임상시험 진행 중 사전에 계획되지 않은 시험대상자 수 변경은 통계적으로 지양되어야 함.

사례13. 의료기기

■ 검토 완료본

민원 분류	임상시험계획서
유형 구분	☑최초, ☐추가, ☐변경, ☐해당없음 임상단계 확증
	☑확증 임상, ☐탐색 임상, ☐연구자 확증, ☐연구자 탐색, ☐해당없음
시험제목	퇴행성 무릎 관절염(osteoarthritis) 환자를 대상으로 □에 ☆ 시술 후 유효성 및 안전성을 평가하기 위한 단일기관, 대조군, 무작위배정, 피험자, 평가자 눈가림, 확증 임상시험
임상시험 목적	퇴행성 무릎 관절염 환자를 대상으로 시험기기인 ☆를 □에 시술 후 일시적인 근수축력 개선에 따른 △주 시점의 100 mm-Pain VAS 변화량이 대조군에 비해 우위함을 입증한다.
대상 적응증 또는 의료기기 사용목적	퇴행성 무릎 관절염(osteoarthritis)
시험대상자 수	총 ◎ 명(시험군: ◎명, 대조군: ◎명) • 시험대상자 수 설정 근거 - 본 임상시험의 일차적인 목적은 퇴행성 무릎 관절염 환자를 대상으로 시험기기인 ☆를 □에 시술 후 일시적인 근수축력 개선과 근육 지지에 따른 △주 시점의 VAS for WOMAC - walking on a flat surface 변화량이 대조군에 비해 우월함을 입증하여 통증 완화 효과를 확증하는 것으로, 이를 입증하기 위한 통계적 가설은 다음과 같다. - 위 가설을 입증하는데 필요한 시험대상자 수를 산출하기 위하여, 본 임상시험의 시험기기 ☆와 동일 제제로 수행된 선행연구를 탐색하였으나 찾을 수 없었고, 선 진행된 탐색 임상시험이 유일하였다. 탐색 임상시험에서 사용된 평가변수는 100 mm Pain VAS였지만, 의료기기 임상시험 관련 통계기법 가이드라인에 따르면 연구대상자의 수 산출에 있어 중요한 요건 중 하나는 선행연구를 통한 근거 자료이므로 탐색임상 시험의 결과와 VAS for WOMAC - walking on a flat surface의 결과를 포함하는 문헌 자료를 함께 고려하였다. - 참고문헌은 무릎 골관절염 환자를 대상으로 수행되었으며 ★의 안전성과 유효성을 확인하기 위한 무작위, 위약 대조 임상 연구들로 분석 대상 환자 수는 ◎명이었다. 해당 문헌 자료의 경우, △주, △주 시점의 결과만 제시되어 있으나, figure 3을 통해 △주 시점에서 통계적으로 유의한 결과가 나타났고, 본 임상시험용 의료기기와 작용원리가 동일하지 않은 점을 고려하여 △주시점의 결과를 △주 시점 결과로 간주하였다. [Table 1. 각 참고문헌 결과 제시 및 시험대상자 수 산출 시 이용한 효과 크기 공식 제시]

		- 상기 결과에 따르면, 위약 대비 시험군에 대한 VAS for WOMAC - walking on a flat surface 변화량의 감소 효과 차이는 M1, M2 로 나타났으며, 시험군의 N을 고려한 가중평균은 M3로 산출되었다. 이 결과로부터 본 임상시험에서의 대비 시험군 간 효과차이는 E1로, 표준편차는 위약과 시험군에서 S1 ~ S2로 확인되어 S3 로 가정하였다. - 상기 근거를 바탕으로 다음의 가정으로부터 시험대상자 수를 산출하였다. - 그 결과, 본 임상시험에서 필요한 최소 대상자 수는 총 ◎명(시험군 ◎명, 대조군 ◎명)으로, 중도 탈락률 ◎%를 고려하여 총 ◎명(시험군 ◎명, 대조군 ◎명)을 모집할 것이다.
연구방법	설계	☑ 평행 설계 ☐ 단일 설계 ☐ 교차설계 ☐ 기타(명시)
	디자인	☑ 우월성 ☐ 동등성(마진:) ☐ 비열등성(마진:) ☐ 차이검정 ☐ 기타(명시)
	연구개요	• 단일기관, 대조군, 무작위배정, 피험자, 평가자 눈가림, 확증 임상시험
평가지표 및 통계분석 방법	분석대상군	FAS
	평가변수	• 일차 유효성 평가변수 - 시험군과 대조군 간 시술 전 대비 시술 후 △주 시점의 VAS for WOMAC - walking on a flat surface 점수 변화량 비교 • 이차 유효성 평가변수 - 시험군과 대조군 간 시술 전 대비 △주 시점에서의 넙다리네갈래근 등척성 최대 수축력 비교 - 시험군과 모의 대조군 간 시술 후 △주 시점의 Patient Global Impression of Change (PGIC) 점수 비교 - 시험군과 모의 대조군 간 시술 후 △주 시점의 Clinical Global Impression of Change (CGIC) 점수 비교 - 시험군과 모의 대조군 간 △주 시점의 구제약 복용률 및 복용량 비교 • 안전성 평가변수 - 임상시험용 의료기기 시술 후 시술부위 이상사례 및 기타 이상사례 - 임상실험실 검사(혈액학적/혈액화학적 검사, 소변검사) - 근골격계 초음파 검사 - 활력징후 - 신체검진
	결측치 처리방법	BOCF

■ 최초 제출본

• 시험대상자 수 설정 근거
- 본 임상시험의 일차적인 목적은 퇴행성 무릎 관절염 환자를 대상으로 ☆를 □에 시술한 후 일시적인 근수축력 개선에 따른 △주 시점의 100 mm-Pain VAS 변화량이 대조군에 비해 우위함을 입증하는 것으로, 이를 입증하기 위한 통계적 가설은 다음과 같다.
- 위 가설을 입증하는데 필요한 시험대상자 수를 산출하기 위하여, 본 임상시험의 시험기기와 동일 제제로 수행된 선행연구를 탐색하였으나 찾을 수 없었고, 선 진행된 탐색 임상시험 결과가 유일하였다. 이를 보완하기 위해 동일 적응증으로 FDA로부터 기 허가된 연구 결과를 추가로 고려하였으며, 본 임상시험에서 설계된 △주 시점의 결과를 확보할 수 없어 △주와 △ 주 시점의 결과를 함께 참고하였다. 또한, 해당 적응증에서 임상적 근거를 확인하고자 무릎 골관절염에 대한 Systematic Review를 함께 고찰하였다.
[Table 1. 문헌 결과 요약표 제시결과]
- 탐색 임상시험 결과에 따르면, 임상시험용 의료기기를 시술 후 △주 시점의 100 mm-Pain VAS 변화량은 시험군에서 M1, 대조군에서 M2이었으며, 두 군간 차이는 M3으로 나타났다. 참고문헌에 따르면, 임상시험용 의료기기를 시술 후 △, △주 시점의 100 mm-Pain VAS 변화량에 대한 두 군간 차이는 각각 M3, M4로 나타났다.
- 위 결과로부터 두 군간 100 mm-Pain VAS 변화량의 감소 효과 차이는 평균값인 M5로 가정하고자 하였으며, 이는 참고문헌을 통해 100 mm-Pain VAS에 대한 그룹 간 차이에서의 MCID(minimum clinically important difference)으로 제시된 E1 mm ~ E9 mm에 포함됨을 확인할 수 있었다. 표준편차는 합동표준편차를 산출하여 S1로 가정하였다.
- 상기 근거를 바탕으로 다음의 가정으로부터 시험대상자 수를 산출하였다.
- 그 결과, 본 임상시험에서 필요한 최소 대상자 수는 총 ◎명(시험군 ◎명, 대조군 ◎명)으로, 중도 탈락률 ◎%를 고려하여 총 ◎명(시험군 ◎명, 대조군 ◎명)을 모집할 것이다.

■ 상담 또는 검토의견

〈보완요청사항〉
- 시험대상자 수 산출 시 이용한 수치의 산출과정에 대해 구체적으로 기술할 것.

〈검토의견〉
- 시험대상자 수 산출 시 이용한 시험군과 대조군의 효과 차이 값의 산출과정에 대한 기술이 누락됨.

사례14. 의료기기

■ 검토 완료본

민원 분류	임상시험계획서		
유형 구분	☑최초, ☐추가, ☐변경, ☐해당없음	임상단계	확증
	☑확증 임상, ☐탐색 임상, ☐연구자 확증, ☐연구자 탐색, ☐해당없음		
시험제목	○ 의 피하지방 감소에 대한 유효성 및 안전성을 ☐시술과 비교·평가하기 위한 다기관, 이중 (피험자, 평가자), 전향적, 무작위배정, 우월성, 비교, 확증 임상시험		
임상시험 목적	본 임상시험은 BMI(Body Mass Index) ☆이하이고 복부 피하지방 감소를 원하는 자를 대상으로 ○의 피하지방 감소에 대한 유효성이 ☐시술보다 우월함을 입증하고 안전하게 적용될 수 있는지 평가하기 위한 다기관, 이중 (피험자, 평가자), 전향적, 무작위배정, 우월성, 비교, 확증 임상시험으로 설계되었다.		
대상 적응증 또는 의료기기 사용목적	BMI ☆ 이하이고 복부 피하지방 감소를 원하는 자		
시험대상자 수	총 ◎ 명(시험군: ◎명, 대조군: ◎명) • 시험대상자 수 설정 근거 　- 본 임상시험은 BMI ☆ 이하이고 복부 피하지방 감소를 원하는 자를 대상으로 ○ 의 피하지방 감소에 대한 유효성이 ☐시술보다 우월함을 입증하고자 한다. 우월함을 입증하기 위한 통계적 가설은 다음과 같다. 　- 임상시험용 의료기기와 ☐시술 시의 복부 피하지방 감소량을 추정하기 위하여 유사기기의 임상 문헌을 참고하였다. 문헌 탐색 결과, 유사 기기의 임상시험은 단일군으로 수행되었고 Baseline 대비 복부 피하지방 평균 감소량은 M1, 표준편차는 S1로 확인되었으며, 각 문헌의 감소량을 토대로 95% 신뢰구간을 산출한 결과 감소량의 평균 신뢰상한은 E1로 계산되었다. 가중 평균을 이용할 경우, 평균 감소량은 M2, 표준편차 S2이며, 이를 토대로 95% 신뢰구간을 산출한 결과 감소량의 신뢰상한은 E2로 계산되었다. 　- 이를 참고하여 본 임상시험용 의료기기 적용 시 평균 복부 피하지방은 최소한 E2 이상 감소함을 보여야 할 것으로 판단하여, 본 임상시험용 의료기기를 적용하였을 때 예상 감소량은 E2로 설정하였다. [Table 1. 각 참고문헌 결과 제시] 　- 본 임상시험의 대조군인 ☐군의 예상 감소량은 A 기기의 강도를 B%로 조정하여 ☐ 군을 적용한 문헌을 참고하였다. 해당 문헌에서 ☐ 군의 경우, Baseline 대비 복부 피하지방 감소율은 E3로 확인되었다. ☐기기를 적용하였을 때, 감소량은 제시되어 있지 않으나 감소율 E3는 효과가 매우 미비한 것으로 판단하여 본 임상시험의 대조 시술(☐군)의 Baseline 대비		

		복부 피하지방 감소량은 E4로 설정하였다. [Table 2. 참고문헌 결과 제시] - 따라서, 시험군의 최소 예상 감소량 E2, 대조군의 예상 감소량 E4, 예상 군간 차이 M3, 표준편차는 두 문헌 중 더 큰 표준편차인 S3로 가정하였다. 유의수준 5%, 검정력 96% 하에서 아래 식에 따라 산출한 피험자 수는 군당 최소 ◎명이며, 중도탈락률 ◎%를 고려하여 군당 ◎명, 총 ◎명의 피험자를 모집하고자 한다. 〈피험자 산출식〉
연구방법	설계	☑ 평행 설계 ☐ 단일 설계 ☐ 교차설계 ☐ 기타(명시)
	디자인	☑ 우월성 ☐ 동등성(마진:) ☐ 비열등성(마진:) ☐ 차이검정 ☐ 기타(명시)
	연구개요	• 다기관, 단일 눈가림(피험자), 전향적, 무작위배정, 비교, 확증 임상시험
평가지표 및 통계분석 방법	분석대상군	• FAS
	평가변수	• 일차 유효성 평가변수 - 기저시점(Baseline) 대비 기저시점 후 □주 시점의 복부 피하지방 감소량(mm) • 이차 유효성 평가변수 - 기저시점(Baseline) 대비 기저시점 후 □주 시점의 복부 피하지방 감소율(%) - 기저시점(Baseline) 대비 기저시점 후 □주 시점의 복부 피하지방 감소량(mm) 및 감소율(%) - 기저시점(Baseline) 대비 기저시점 후 □주, □주 시점의 복부 근육 증가량(mm) 및 증가율(%) - 기저시점(Baseline) 대비 기저시점 후 □주, □주 시점의 복부 둘레 감소량(mm) 및 감소율(%) - 피험자 만족도 평가(점) - 개선도 평가(점) • 안전성 평가변수 - 이상사례 - 시술 중 통증(점)
	결측치 처리방법	LOCF

■ 최초 제출본

- 시험대상자 수 설정 근거
  - 본 임상시험은 BMI ☆ 이하이고 복부 피하지방 감소를 원하는 자 대상으로 ○ 의 피하지방 감소에 대한 유효성이 □시술보다 우월함을 입증하고자 한다. 우월함을 입증하기 위한 통계적 가설은 다음과 같다.
  - 임상시험용 의료기기와 □시술 시의 복부 피하지방 감소량을 추정하기 위하여 유사기기의 임상 문헌을 참고하였다. 문헌 탐색 결과, 유사 기기의 임상시험은 단일군으로 수행되었고 Baseline 대비 복부 피하지방 평균 감소량은 M1, 표준편차는 S1로 확인되었으며, 각 문헌의 감소량을 토대로 95% 신뢰구간을 산출한 결과 감소량의 평균 신뢰상한은 E1로 계산되었다.
  - 이를 참고하여 본 임상시험용 의료기기 적용 시 평균 복부 피하지방은 최소한 E1 이상 감소함을 보여야 할 것으로 판단하여, 본 임상시험용 의료기기를 적용하였을 때 예상 감소량은 E1로 설정하였다.
  [Table 1. 각 참고문헌 결과 제시]
  - 본 임상시험의 대조군인 □군의 예상 감소량은 A 기기의 강도를 B%로 조정하여 □ 군을 적용한 문헌을 참고하였다. 해당 문헌에서 □ 군의 경우, Baseline 대비 복부 피하지방 감소율은 E2로 확인되었다. □기기를 적용하였을 때, 감소량은 제시되어 있지 않으나 감소율 E2는 효과가 매우 미비한 것으로 판단하여 본 임상시험의 대조 시술(□군)의 Baseline 대비 복부 피하지방 감소량은 E3로 설정하였다.
  [Table 2. 참고문헌 결과 제시]
  - 따라서, 시험군의 최소 예상 감소량 E1, 대조군의 예상 감소량 E3, 예상 군간 차이 M2, 표준편차는 두 문헌 중 더 큰 표준편차인 S2로 가정하였다. 유의수준 5%, 검정력 80% 하에서 아래 식에 따라 산출한 피험자 수는 군당 최소 ◎명이며, 중도탈락률 ◎%를 고려하여 군당 ◎명, 총 ◎명의 피험자를 모집하고자 한다. 〈피험자 산출식〉

■ 상담 또는 검토의견

〈보완요청사항〉
- 시험대상자 수 산출 시 이용한 근거 문헌을 제출할 것.
- 시험군의 효과 크기 산출 시 이용한 방법에 대한 타당한 사유를 제출하거나 가중평균 등의 방법을 적용할 것.

〈검토의견〉
- 시험대상자 수 산출 시 이용한 근거 문헌 제출이 누락되었음. 시험군의 효과 크기 산출 시 이용한 방법에 대한 타당한 사유 확인이 필요함.

III. 분석군 및 통계분석방법 관련 사례

사례15. 의약품

■ 검토 완료본

민원 분류	임상시험계획서		
유형 구분	☑최초, ☐추가, ☐변경, ☐해당없음	임상단계	제 3 상
	☑확증 임상, ☐탐색 임상, ☐연구자 확증, ☐연구자 탐색, ☐해당없음		
시험제목	고혈압과 이상지질혈증을 동반한 환자를 대상으로 △의 유효성과 안전성을 평가하기 위한 다기관, 무작위배정, 이중눈가림, 평행, 제 3 상 임상시험		
임상시험 목적	고혈압과 이상지질혈증을 동반한 환자에서 △의 고혈압 및 이상지질혈증 조절 효과에 대하여 ▽ 및 ▼ 대비 우월함을 확인하기 위함		
대상 적응증 또는 의료기기 사용목적	고혈압과 이상지질혈증을 동반한 환자		
시험대상자 수	총 ◎ 명(시험군: ◎명, 대조군: ◎명)		

연구방법	설계	☑평행 설계 ☐단일 설계 ☐교차설계 ☐기타(명시)
	디자인	☑우월성 ☐동등성(마진:) ☐비열등성(마진:) ☐차이검정 ☐기타(명시)
	연구개요	• 다기관, 무작위배정, 이중눈가림, 3군, 평행, 제 3 상 임상시험

평가지표 및 통계분석 방법	분석대상군	• FAS
		• 분석군 정의
		 - Full Analysis Set(FAS)
		  · 무작위배정 후 임상시험용의약품을 한 번 이상 투여 받았고, 베이스라인 및 베이스라인 후 한 번 이상 LDL-C 수치 또는 sitSBP가 측정된 대상자를 포함한다. FAS는 무작위배정된 투여군에 따라 분석한다.
		 - Per-Protocol Set(PPS)
		  · FAS에서 중대한 임상시험계획서 위반 없는 대상자를 포함하며 blind data review를 통해 최종 PPS를 결정한다. 분석 대상군에서 제외될 수 있는 임상시험계획서 위반은 다음과 같다.
		 - Safety set(SS)
		  · 임상시험용의약품을 한 번 이상 투여 받은 모든 대상자를 포함한다. SS는 실제 투여군에 따라 분석한다.

평가변수	• 일차 유효성 평가변수 - 시험군(△)과 대조군1(▽)의 베이스라인 대비 8주 시점 LDL-C 수치 변화율(% change) - 시험군(△)과 대조군2(▼)의 베이스라인 대비 8주 시점 sitSBP 변화량 • 이차 유효성 평가변수 - 기저치 대비 4주 후 LDL-C 변화율 - 기저치 대비 4주, 8주 후 TC, TG, HDL-C, Apo B, Apo A1, VLDL, non-HDL-C, hs-CRP 변화율 - 기저치 대비 4주, 8주 후 HDL-C/LDL-C ratio 변화율 - 기저치 대비 4주, 8주 후 TC/HDL-C ratio 변화율 - 기저치 대비 4주, 8주 후 non-HDL-C/HDL-C ratio 변화율 - 기저치 대비 4주, 8주 후 Apo B/Apo A1 비율 변화율 - 4주, 8주 후 다음의 LDL-C 치료 목표에 도달한 환자의 비율 - 기저치 대비 4주, 8주 후 sitDBP 변화량 - 기저치 대비 4주, 8주 후 sitSBP 변화량 - 4주, 8주 후 혈압 치료 목표에 도달한 환자의 비율 • 안전성 평가변수 - 이상반응, 실험실 검사, 활력징후, 심전도
결측치 처리방법	LOCF

■ 최초 제출본

- Safety set(SS)
  · 임상시험용의약품을 한 번 이상 투여받은 모든 대상자 중, 최소한 한 개 이상의 안전성 자료가 확인된 대상자를 포함한다. SS는 실제 투여군에 따라 분석한다.

■ 상담 또는 검토의견

〈보완요청사항〉
- Safety set의 정의 시 임상시험용의약품을 투여한 모든 대상자를 포함할 것.

〈검토의견〉
- Safety set의 경우 임상시험용의약품을 투여한 모든 대상자가 포함되는 것이 바람직함.

사례16. 의약품

■ 검토 완료본

민원 분류	임상시험계획서		
유형 구분	☑최초, ☐추가, ☐변경, ☐해당없음 임상단계		제 3 상
	☑확증 임상, ☐탐색 임상, ☐연구자 확증, ☐연구자 탐색, ☐해당없음		
시험제목	△의 유효성과 안전성을 평가하기 위한 다기관, 무작위배정, 이중눈가림, 평행, 제 3 상 임상시험		
임상시험 목적	만성동맥폐색증 환자를 대상으로 △ 투여 후 Korean peripheral artery questionnaire(KPAQ)로 평가하는 건강상태개선 효과가 ▲ 단일요법 대비 우월함을 입증한다.		
대상 적응증 또는 의료기기 사용목적	만상동맥폐색증에 따른 허혈성 제증상의 개선		
시험대상자 수	총 ◎ 명(시험군: ◎명, 대조군: ◎명)		
연구방법	설계	☑평행 설계 ☐단일 설계 ☐교차설계 ☐기타(명시)	
	디자인	☑우월성 ☐동등성(마진:) ☐비열등성(마진:) ☐차이검정 ☐기타(명시)	
	연구개요	• 양측눈가림, 무작위배정, 다기관, 제3상 임상시험	
평가지표 및 통계분석 방법	분석대상군	FAS	
	평가변수	• 일차 유효성 평가변수 - 베이스라인 대비 24주 시점 KPAQ summary score 변화량 • 이차 유효성 평가변수 - 베이스라인 대비 4, 8, 12주 시점 KPAQ summary score 변화량 - 베이스라인 대비 4, 8, 12, 24주 시점 KPAQ domain score(physical limitation, symptom, symptom stability, social limitation, treatment satisfaction, quality of life) 변화량 - 베이스라인 대비 4, 8, 12, 24주 시점 하지 통증에 대한 100 mm VAS 변화량 - 4, 8, 12, 24주 시점 하지 허혈 증상 개선율(VAS 10mm 이상 감소) - 4, 8, 12, 24주 시점의 시험대상자의 전반적 평가에 따른 하지 허혈 증상 개선도 - 베이스라인 대비 12, 24주 시점 답차시험(treadmill test)을 이용한 통증 발생시의 보행 거리(initial claudication distance, ICD) 변화량 - 베이스라인 대비 12, 24주 시점 답차시험(treadmill test)을 이용한 기능적 파행 거리(functional claudication distance, FCD) 변화량 - 베이스라인 대비 12, 24주 시점 답차시험(treadmill test)을 이용한 최대 보행 거리(absolute caludication distance, ACD) 변화량	

	- 베이스라인 대비 12, 24주 시점 ABI 변화량 - 베이스라인 대비 12, 24주 시점의 하기 지질 변수 변화율(% change) • 안전성 평가변수 - 이상반응, 실험실 검사, 심전도 검사, 활력징후(혈압, 맥박)
결측치 처리방법	• Multiple Imputation - 결측치 대체는 FAS에서의 일차 유효성 평가변수에 대해서만 처리한다. 일차 유효성 평가 분석 시, 어떤 시점에서 결측치가 발생하거나 임상시험이 종료되기 전에 시험대상자가 탈락하는 경우 베이스라인에서의 일차 유효성 평가변수 값이 있는 시험대상자에 한하여 MI(Multiple Imputation) 방법을 통해 결측치를 대체한다. PPS에 대한 유효성 평가변수, 탐색적 평가변수 및 안전성 평가변수는 결측치를 대체하지 않고 분석 가능한 원자료를 그대로 사용한다. - 결측치 대체 방법: Multiple Imputation 중 ◆ 법 · 일차 유효성 평가변수인 KPAQ summary score에 대하여 실시(FAS군 대상) · 변수의 사전분포 가정이 어려우므로 MI(Multiple Imputation) 중 ◆ 방식을 활용 · 회귀방정식을 이용한 회귀대체 · 4, 8, 12주 KPAQ summary score 3개 변수에 대해 베이스라인을 첫 번째 공변량으로 포함하여 순서대로 결측치를 채우며, 앞서 채워진 변수는 다음 변수의 독립변수로 활용하는 과정을 n1회 반복 · 위 MI 절차를 n2회 반복 수행하여 n2개의 데이터셋을 생성 · 결측치 대체 후 일차 유효성 평가를 위해 ANCOVA 결과에서의 F-statistics 및 p-value는 Alison, P.D. (2002) 방법으로 통합하여 계산

■ 최초 제출본

• 결측자료 처리 계획
 - 유효성 평가 분석 시, FAS에서는 어떤 시점에서 결측치가 발생하는 경우 Goeij의 문헌에서 권고한 바와 같이 편향이 적고 결측치의 불확실성을 반영할 수 있는 multiple imputation(MI) 방법을 통해 결측치를 대체한다. PPS에 대한 유효성 평가 및 안전성 평가 분석 시에는 결측치를 대체하지 않는다.

■ 상담 또는 검토의견

〈보완요청사항〉
 - 결측자료 처리방법(Multiple Imputation)을 사용하는 프로세스(변수, 절차, 횟수 등)에 대해 명확히 기술할 것.

〈검토의견〉
 - 결측자료 처리방법을 사용하는 프로세스(변수, 절차, 횟수 등)에 대해 명확히 기술되어야 함.

사례17. 의약품

■ 검토 완료본

민원 분류	임상시험계획서		
유형 구분	☑최초, ☐추가, ☐변경, ☐해당없음	임상단계	제 2 상
	☑확증 임상, ☐탐색 임상, ☐연구자 확증, ☐연구자 탐색, ☐해당없음		
시험제목	▲로 치료받은 적이 있는 진행성/재발성 난소암 환자에서 △의 유효성 및 안전성을 평가하기 위한 다기관, 공개, 단일군, 제 2 상 임상시험		
임상시험 목적	▲ 치료력이 있는 진행성/재발성 난소암 환자에서 △ 투여시, - Response Evaluation Criteria In Solid Tumors(RECIST) version 1.1 기준에 따라 객관적 반응률(object response rate, ORR)을 평가한다.		
대상 적응증 또는 의료기기 사용목적	▲ 치료력이 있는 진행성/재발성 난소암		
시험대상자 수	총 ◎ 명(시험군: ◎명, 대조군: ◎명)		
연구방법	설계	☐평행 설계 ☑단일 설계 ☐교차설계 ☐기타(명시)	
	디자인	☐우월성 ☐동등성(마진:) ☐비열등성(마진:) ☐차이검정 ☑기타(단일군)	
	연구개요	• 다기관, 공개, 단일군, 제 2 상 임상시험	
평가지표 및 통계분석 방법	분석대상군	FAS	
	평가변수	• 일차 유효성 평가변수 - RECIST v1.1 기준에 따라 독립된 평가자가 평가한 객관적 반응률(ORR) · 종양반응 평가에서 최상의 전반적 반응(BOR)이 완전반응(CR) 또는 부분반응(PR)으로 평가된 대상자의 빈도와 백분율 및 95% 정확 신뢰구간에 대해 1단계(stage 1), 2단계(stage) 및 전체를 제시한다. • 이차 유효성 평가변수 - RECIST v1.1 기준에 따라 독립된 평가자가 평가한 · 반응 기간(duration of response, DOR) · 무진행 생존(progression free survival, PFS) · 질병조절률(disease control rate, DCR) · 종양 크기(표적 병변(target lesion) 길이 합에 의한 최대 변화율) · 전체 생존(overall survival, OS) • 안전성 평가변수 - 이상반응, 활력징후, 12-lead 심전도, 실험실적 검사	
	결측치 처리방법	Censored	

■ 최초 제출본

- 일차 유효성 평가변수
  - RECIST v1.1 기준에 따라 시험자가 평가한 객관적 반응률(ORR)
    · 종양반응 평가에서 최상의 전반적 반응(BOR)이 완전반응(CR) 또는 부분반응(PR)으로 평가된 대상자의 빈도와 백분율 및 95% 정확 신뢰구간에 대해 1단계(stage 1), 2단계(stage) 및 전체를 제시한다.

■ 상담 또는 검토의견

〈보완요청사항〉
- 유효성 평가 시 편향(Bias)이 발생하지 않도록 독립적인 평가자에 의해 평가가 진행될 수 있도록 평가 계획을 변경할 것.

〈검토의견〉
- 본 임상시험은 공개임상시험으로 유효성 평가변수에 대해 시험자가 직접 평가함으로써 편향(Bias)이 발생할 수 있음.

사례18. 바이오의약품

■ 검토 완료본

민원 분류		임상시험계획서			
유형 구분		☑최초, ☐추가, ☐변경, ☐해당없음		임상단계	3상
		☑확증 임상, ☐탐색 임상, ☐연구자 확증, ☐연구자 탐색, ☐해당없음			
시험제목		중등증 또는 중증의 미간 주름 개선이 필요한 성인 환자를 대상으로 "□"의 미간 주름 개선에 대한 유효성과 안전성을 "■"와 비교 평가하기 위한 무작위배정, 이중눈가림, 활성군 대조, 다기관, 3 상 임상시험			
임상시험 목적		• 중등증 또는 중증의 미간주름개선이 필요한 성인환자 대상으로 □와■의 유효성과 안전성을 비교평가하기 위함이다.			
대상 적응증 또는 의료기기 사용목적		중등증 또는 중증의 미간주름개선			
시험대상자 수		총 ◎ 명(시험군: ◎명, 대조군: ◎명)			
연구방법	설계	☑평행 설계 ☐단일 설계 ☐교차설계 ☐기타(명시)			
	디자인	☐우월성 ☐동등성(마진:) ☑비열등성(마진:◇) ☐차이검정 ☐기타(명시)			
	연구개요	• 무작위배정, 이중눈가림, 활성군 대조, 다기관, 3상 임상시험			

평가지표 및 통계분석 방법	분석대상군	• 분석군 정의
		- Full Analysis Set(FAS)
		  본 임상시험에 등록된 대상자 중 임상시험용 의약품을 투여받고, 베이스라인 및 베이스라인 후 유효성 평가 결과에 대한 정보를 얻을 수 있는 시험대상자를 대상으로 한다. 무작위배정군과 실제 임상시험용 의약품 투여군이 다른 경우 FAS는 무작위배정군에 따라 분석된다.
		- 일차 유효성 평가를 위한 PPS는 FAS에 포함되는 시험대상자 중 중대한 임상시험계획서 위반 없이 최소 4주의 임상시험을 완료한 시험대상자로 정의하며 중대한 임상시험계획서 위반에 해당하는 내용은 아래와 같다.
		  1) 선정/제외기준 위반
		  2) 임상시험용 의약품 투여 후 4주 시점의 일차 유효성 평가변수인 최대한 찡그릴 때 미간 주름에 대한 시험자 현장 평가가 측정되지 않은 경우
		  3) 일차 유효성 평가 시점(4주) 이전에 병용 금지 약물 및 요법을 사용한 경우
		  4) 그 외 중대한 임상시험계획서 위반으로 간주 될 수 있는 경우			

평가변수	• 일차 유효성 평가변수 - 임상시험용의약품 투여 후 4주 시점에서 최대한 찡그릴 때 미간주름에 대한 시험자현장평가(Facial wrinkle scale(FWS) 척도)의 반응률 · 임상시험용 의약품 투여 후 4주 시점에서 최대한 찡그릴 때 미간 주름에 대해 시험자 현장 평가의 반응률에 대해 각 투여군 별로 대상자 수 및 비율을 제시하고, 시험군과 대조군 간의 개선율 차이에 대하여 Chan-Zhang (Exact)의 95% 양측 신뢰구간을 제시한다. 또한, 신뢰구간의 하한이 ● 이상이면, 시험군이 대조군에 비해 열등하지 않은 것으로 판단한다. • 이차 유효성 평가변수 - 각 방문 (8주, 12주 및 16주) 별 최대한 찡그릴 때 미간 주름에 대한 시험자 현장 평가의 반응률 • 안전성 평가변수 - 이상반응 - 활력징후 - 실험실적검사 - 신체검진 - 면역학적영향평가(중화항체생성여부)
결측치 처리방법	기타

■ 최초 제출본

임상시험용 의약품 투여 후 4주 시점에서 최대한 찡그릴 때 미간 주름에 대한 시험자 현장 평가의 반응률에 대해 각 투여군별로 기술통계량(대상자 수, 비율)을 제시하고, 시험군과 대조군 간의 개선율 차이에 대한 95% 양측 신뢰구간을 제시한다. 또한, 신뢰구간의 하한이 ● 이상이면, 시험군이 대조군에 비해 열등하지 않은 것으로 판단한다.

■ 상담 또는 검토의견

〈보완요청사항〉
- 일차 유효성 평가변수에 대한 분석방법을 구체적으로 기술할 것.

〈검토의견〉
- 일차 유효성 평가변수에 대한 통계분석방법(예를 들면 정확검정 등)을 구체적으로 기술이 필요

사례19. 바이오의약품

■ 검토 완료본

민원 분류	임상시험계획서			
유형 구분	☑최초, ☐추가, ☐변경, ☐해당없음	임상단계	3상	
	☑확증 임상, ☐탐색 임상, ☐연구자 확증, ☐연구자 탐색, ☐해당없음			
시험제목	신생혈관 연령 관련 황반변성 시험대상자들에서 □과 ■ 간의 유효성, 안전성, 내약성, 약동학, 면역원성을 비교하는 제 3 상 무작위배정, 이중 눈가림, 병행군, 다기관 임상시험			
임상시험 목적	• 습성 AMD 가 있는 시험대상자들에서 8 주 투여 후 최대 교정시력(best-corrected visual acuity, BCVA)에서 ■와 비교한 □의 동등성을 증명하기 위함			
대상 적응증 또는 의료기기 사용목적	습성 AMD 가 있는 시험대상자			
시험대상자 수	총 ◎ 명(시험군: ◎명, 대조군: ◎명)			
연구방법	설계	☑평행 설계 ☐단일 설계 ☐교차설계 ☐기타(명시)		
	디자인	☐우월성 ☑동등성(마진:◇) ☐비열등성(마진:) ☐차이검정 ☐기타(명시)		
	연구개요	• 제 3 상 무작위배정, 이중 눈가림, 병행군, 다기관 임상시험		
평가지표 및 통계분석 방법	분석대상군	FAS • 분석군 정의 - 전체 분석군(Full Analysis Set, FAS): 최소 1회 시험약을 주사하고 시험 눈에서 최소 1회 베이스라인 후 BCVA 평가를 받은 모든 무작위배정 시험대상자들 - 계획서 순응군(Per-protocol Set, PPS): 중대한 임상시험계획서 위반이 있는 시험대상자들을 제외한 FAS 의 모든 시험대상자들 * 임상시험계획서 이탈 임상시험계획서 이탈이란 의뢰자와 IRB/IEC에 의해 승인되었고 시험자가 동의한 절차나 과정으로부터 의도하지 않았거나 예상하지 못하게 벗어나는 것을 말한다. 시험대상자나 시험자가 임상시험 계획서를 준수하지 않아 시험대상자에게 유의한 추가 위험이 초래되는 경우 유의한 이탈이 발생하게 된다. 유의한 이탈은 선정 또는 제외기준 미준수, 또는 FDA 규정 또는 ICH GCP 가이드라인 미준수를 포함할 수 있으며, 시험대상자의 시험 참여 중단을 초래한다(4.2 항). 중대한 임상시험계획서 이탈은 다음의 이탈이 포함될 수 있으나, 이에 국한되지 않는다.		

		1) ICH/GCP 이탈 2) 선정/제외기준 이탈 3) 투여군 무작위배정 이탈
평가변수		• 일차 유효성 평가변수 - 제 8 주에 ETDRS 글자 점수 또는 2702 차트로 측정한 BCVA 의 베이스라인 대비 변화 　· 8 주 투여까지 ETDRS 글자 점수 또는 2702 차트로 평가한 BCVA의 베이스라인 대비 변화의 일차 분석은 제 4 주와 제 8 주 방문 자료를 포함하는 MMRM을 통해 실시할 것. 모델은 베이스라인 대비 변화를 종속 변수로, 투여와 방문을 고정 효과로, 베이스라인 BCVA를 공변량으로 포함할 것이다. 적절한 공분산 행렬을 선택하고 상세정보는 SAP에서 제공할 것. 투여에 따른 차이의 최소 제곱 평균 추정치, 상응하는 ○%(FDA 와 다른 국가들)와 ●%(EMA/PMDA) CI 를 산출할 것. FDA, PMDA, 일체의 다른 규제기관 제출용의 일차 분석군은 FAS일 것이다. • 이차 유효성 평가변수 - 제 52 주에 ETDRS 글자 점수 또는 2702 차트로 측정한 BCVA 의 베이스라인 대비 변화 - 제 8 주에 광간섭 단층촬영(optical coherence tomography, OCT)으로 평가한 CRT 의 베이스라인 대비 변화 - 제 52 주에 OCT 로 평가한 CRT 의 베이스라인 대비 변화 - 제 8 주에 CNV 면적의 베이스라인 대비 변화 - 제 52 주에 CNV 면적의 베이스라인 대비 변화 - 제 8 주에 베이스라인과 비교해 ETDRS 글자 점수 또는 2702 차트로 평가한 BCVA 에서 최소 15 글자 개선을 보이는 시험대상자 백분율 - 제 52 주에 베이스라인과 비교해 ETDRS 글자 점수 또는 2702 차트로 평가한 BCVA 에서 최소 15 글자 개선을 보이는 시험대상자의 백분율 • 안전성 평가변수 - 제 52 주까지의 이상반응(adverse event, AE), 활력 징후, 실험실 평가
결측치 처리방법		기타

■ **최초 제출본**

전체 분석군(Full Analysis Set, FAS): 최소 1회 시험약을 주사하고 시험 눈에서 최소 1회 베이스라인 후 BCVA 평가를 받은 모든 무작위배정 시험대상자들

■ 상담 또는 검토의견
〈보완요청사항〉 - 국내 기준에서 유효성 분석의 주분석군을 FAS군 혹은 mFAS군으로 설정하는 것인지 명확히 기술할 것. 〈검토의견〉 - 유효성 분석의 주분석군에 대한 명확한 정의가 필요함.

사례20. 바이오의약품

■ 검토 완료본

민원 분류	임상시험계획서		
유형 구분	☑ 최초, ☐ 추가, ☐ 변경, ☐ 해당없음	임상단계	2상
	☑ 확증 임상, ☐ 탐색 임상, ☐ 연구자 확증, ☐ 연구자 탐색, ☐ 해당없음		
시험제목	■ 고형암 환자에서 □에 대한 제2상 임상시험		
임상시험 목적	■ 고형암 환자에서 □의 유효성 확인		
대상 적응증 또는 의료기기 사용목적	■ 고형암 환자		
시험대상자 수	총 ◎ 명(시험군: ◎명, 대조군: ◎명)		

연구방법	설계	☐ 평행 설계 ☑ 단일 설계 ☐ 교차설계 ☑ 기타(명시)
	디자인	☐ 우월성 ☐ 동등성(마진:) ☐ 비열등성(마진:) ☐ 차이검정 ☑ 기타(명시)
	연구개요	• 제2상 임상시험

평가지표 및 통계분석 방법	분석대상군	FAS 주분석군 • 분석군 정의 - 전체 분석군(FAS) 최소 1회 용량의 □을 투여받고, 베이스라인 시 측정 가능 질병이 있으며, 베이스라인 후 평가를 1회 이상 받은 대상자 계획서 순응 분석군(PPS) FAS에서 주요 계획서 위반에 의해 제외되는 대상자를 제외한 모든 대상자. 주요 계획서 위반은 시험 결과의 해석에 영향을 미칠 수 있는 위반이다. PPS에는 진행이 확인되어 시험 참여를 중단한 대상자도 포함됨.
	평가변수	• 일차 유효성 평가변수 - RECIST 1.1 기준을 사용하여 중앙 독립적 검토를 통해 평가하여 CR이나 PR인 대상자의 비율로 정의되는 객관적 반응률(ORR) · 일차 유효성 평가변수는 RECIST 1.1 기준을 사용하여 중앙 독립적 검토를 통해 평가하여 CR이나 PR인 대상자의 비율로 정의되는 객관적 반응률(ORR)이다. 반응률은 클로퍼-피어슨 방법 (Clopper-Pearson method)을 통해 구한 양측 95% 신뢰구간(CI)에 근거하여 평가한다. 유효성 분석을 위한 일차 모집단은 FAS가 된다.

		• 이차 유효성 평가변수 　- 무진행 생존(Progression Free Survival, PFS) 　- 반응 지속 기간(Duration of Response, DOR), 종양 진행 시간(Time to Progression, TTP)과 질병 통제율(Disease Control Rate, DCR) • 안전성 평가변수 　- 이상반응(Adverse event, AE) 　　· 명칭, 빈도, 중증도 및 중대성과 □과의 관련성
	결측치 처리방법	-

■ 최초 제출본

일차 유효성 평가변수는 RECIST 1.1 기준을 사용하여 중앙 독립적 검토를 통해 평가하여 CR이나 PR인 대상자의 비율로 정의되는 객관적 반응률(ORR)이다. 반응률은 클로퍼-피어슨 방법(Clopper-Pearson method)을 통해 구한 양측 95% 신뢰구간(CI)에 근거하여 평가한다.
유효성 분석을 위한 일차 모집단은 FAS가 된다.

■ 상담 또는 검토의견

〈보완요청사항〉
- 일차 유효성 평가변수에 대한 결측치 처리방법에 대하여 기술하고 통계분석방법을 명확히 기술할 것.

〈검토의견〉
- 객관적 반응률(ORR)에 대한 결측치 처리방법이 기재되어 있지 않고 통계분석방법 기술 시 단일군을 감안하여 성공기준이 명확해야함.

사례21. 의료기기

■ 검토 완료본

민원 분류		임상시험계획서	
유형 구분		☑최초, ☐추가, ☐변경, ☐해당없음 임상단계	확증
		☑확증 임상, ☐탐색 임상, ☐연구자 확증, ☐연구자 탐색, ☐해당없음	
시험제목		정량적 관상동맥 조영술(Quantitative coronary angiography)을 통해 측정한 ○값과 △값의 진단 정확성을 비교 평가하기 위한 다기관, 전향적, 단일 맹검 확증 임상시험	
임상시험 목적		본 임상시험은 ○값의 진단 성능을 △값을 참조표준으로 두고 대조기기인 ☆ 대비 우월함을 증명하고자 함	
대상 적응증 또는 의료기기 사용목적		관상동맥질환(coronary disease)으로 임상적인 필요에 따라 관상동맥 조영술을 시행하는 환자	
시험대상자 수		총 ◎ 명(시험군: ◎명, 대조군: ◎명)	
연구방법	설계	☐평행 설계 ☐단일 설계 ☐교차설계 ☑기타(한 명의 시험대상자에게 시험의료기기와 대조 의료기기 동시에 적용)	
	디자인	☑우월성 ☐동등성(마진:) ☐비열등성(마진:) ☐차이검정 ☐기타(명시)	
	연구개요	• 다기관, 전향적, 단일 맹검 확증 임상시험	

평가지표 및 통계분석 방법	분석대상군	• FAS
		 - 본 임상시험의 선정/제외기준을 만족하여 등록된 영상 중 시험기기의 측정, 대조기기의 측정, 참조표준의 설정이 모두 완료된 경우를 분석에 포함한다. FAS를 주 분석군으로 한다.
		• PPS
		 - FAS 중 임상시험 계획서에 따라 중대한 위반 없이 임상시험을 완료한 집단을 의미한다. 다음의 경우에 해당하는 피험자는 제외한다. PPS는 보조 분석군으로 한다.
		  • 중대한 위반사항 1
		  • 중대한 위반사항 2	

	평가변수	• 일차 유효성 평가변수 - ○을 통해 측정한 기능적 유의성(FFR≤□) 예측을 위한 수신자 조작 특성 곡선 아래 영역(Area Under the Receiver-Operating Chracteristic curve, AUC)	

		• 이차 유효성 평가변수 　- 정확도 　- 민감도, 특이도 　- 양성 예측률, 음성 예측률 　- 상관계수 • 안전성 평가변수 　- ○ 는 혈관조영술시 촬영되어 있는 영상을 분석하는 소프트웨어이므로 추가적인 안전성 평가는 필요하지 않다.
	결측치 처리방법	기술되지 않음

■ 최초 제출본

- 분석군 정의
  · 기술되지 않음.

■ 상담 또는 검토의견

〈보완요청사항〉
- 분석군에 대한 정의를 구체적으로 기술할 것.

〈검토의견〉
- FAS, PP 분석군 정의에 대한 기술이 누락되었음.

사례22. 의료기기

■ 검토 완료본

민원 분류		임상시험계획서
유형 구분		☑ 최초, ☐ 추가, ☐ 변경, ☐ 해당없음 임상단계 확증
		☑ 확증 임상, ☐ 탐색 임상, ☐ 연구자 확증, ☐ 연구자 탐색, ☐ 해당없음
시험제목		만성 불면증 환자를 대상으로 ○ 의 유효성 및 안전성을 평가하기 위한 다기관, 전향적, 비교, 무작위배정, 공개, 우월성, 확증 임상시험
임상시험 목적		본 임상시험에서는 만성 불면증 환자를 대상으로 ○의 불면증 치료 모드에 대한 유효성 및 안전성을 평가하기 위하여 임상시험용 의료기기를 사용한 불면증 치료(△ 요법)와 □을 수행하는 시험군의 불면증 경감에 대한 효과가 □만 수행하는 대조군과 비교하여 우월함을 입증하고 안전하게 사용할 수 있는지 평가하고자 한다.
대상 적응증 또는 의료기기 사용목적		국제수면장애진단 ICSD-3분류 기준 만성 불면증으로 진단된 자
시험대상자 수		총 ◎ 명(시험군: ◎명, 대조군: ◎명)
연구방법	설계	☑ 평행 설계 ☐ 단일 설계 ☐ 교차설계 ☐ 기타(명시)
	디자인	☑ 우월성 ☐ 동등성(마진:) ☐ 비열등성(마진:) ☐ 차이검정 ☐ 기타(명시)
	연구개요	• 다기관, 전향적, 비교, 무작위배정, 공개, 우월성, 확증
평가지표 및 통계분석 방법	분석대상군	• FAS
	평가변수	• 일차 유효성 평가변수 - 불면증 심각도 평가척도(Insomnia Severity Index, ISI) 점수 변화량 · 기저 시점(방문 2) 대비 종료 방문 시점(방문 3)의 ISI 점수와 변화량에 대한 기술통계량 (피험자 수, 평균, 표준편차, 중앙값, 최소값 및 최대값)을 군별로 제시한다. 군 간 차이에 대한 통계적 유의성은 기저시점(Baseline)의 ISI 점수 및 층화변수(임상시험 실시기관 및 수면제 복용 여부)를 공변량으로 보정하여 양측 유의수준 5% 하에서 ANCOVA 분석을 실시하고, p-value가 0.05 미만일 경우, 통계적 가설을 입증한 것으로 판단한다. • 이차 유효성 평가변수 - 피처버그 수면 질 척도(Pittsburgh Sleep Quality Index, PSQI) 점수 변화량 · 기저 시점(방문 2) 대비 종료 방문 시점(방문 3)의 PSQI 점수와 변화량에 대한 기술통계량 (피험자 수, 평균, 표준편차, 중앙값, 최소값 및 최대값)을 군별로 제시한다. 군 간 차이에 대한 통계적 유의성은 기저시점(Baseline)의 PSQI 점수 및 층화변수(임상시험 실시기관 및 수면제 복용 여부)를 공변량으로 보정하여 ANCOVA 분석을 실시한다.

		- 이하 생략 • 안전성 평가변수 - 이상사례
	결측치 처리방법	LOCF

■ 최초 제출본

• 일차 유효성 평가변수
- 불면증 심각도 평가척도(Insomnia Severity Index, ISI) 점수 변화량
  · 기저 시점(방문 2) 대비 종료 방문 시점(방문 3)의 ISI 점수와 변화량에 대한 기술통계량 (피험자 수, 평균, 표준편차, 중앙값, 최소값 및 최대값)을 군별로 제시하고, 군 간 차이에 대한 통계적 유의성을 평가하기 위하여 Independent two-sample t-test(정규성 분포 가정을 만족하지 않을 시 Wilcoxon rank sum test)로 검정하고, 양측 유의수준 5% 하에서 통계적으로 유의할 때 본 임상시험의 의료기기가 유효성을 갖는 것으로 판단한다.
• 이차 유효성 평가변수
- 피처버그 수면 질 척도(Pittsburgh Sleep Quality Index, PSQI) 점수 변화량
  · 기저 시점(방문 2) 대비 종료 방문 시점(방문 3)의 PSQI 점수와 변화량에 대한 기술통계량 (피험자 수, 평균, 표준편차, 중앙값, 최소값 및 최대값)을 군별로 제시하고, 군 간 차이에 대한 통계적 유의성을 평가하기 위하여 Independent two-sample t-test(정규성 분포 가정을 만족하지 않을 시 Wilcoxon rank sum test)로 검정한다.
- 이하 생략

■ 상담 또는 검토의견

〈보완요청사항〉
- 유효성 평가변수 분석 시 기저치 및 층화요인에 대한 보정계획을 수립할 것.

〈검토의견〉
- 유효성 평가변수 분석 시 기저치 및 층화요인이 보정되지 않음.

사례23. 의료기기

■ 검토 완료본

민원 분류	임상시험계획서		
유형 구분	☑최초, ☐추가, ☐변경, ☐해당없음	임상단계	확증
	☑확증 임상, ☐탐색 임상, ☐연구자 확증, ☐연구자 탐색, ☐해당없음		
시험제목	○ 의 피하지방 감소에 대한 유효성 및 안전성을 □시술과 비교·평가하기 위한 다기관, 이중 (피험자, 평가자), 전향적, 무작위배정, 우월성, 비교, 확증 임상시험		
임상시험 목적	본 임상시험은 BMI(Body Mass Index) ☆이하이고 복부 피하지방 감소를 원하는 자를 대상으로 ○의 피하지방 감소에 대한 유효성이 □시술보다 우월함을 입증하고 안전하게 적용될 수 있는지 평가하기 위한 다기관, 이중 (피험자, 평가자), 전향적, 무작위배정, 우월성, 비교, 확증 임상시험으로 설계되었다.		
대상 적응증 또는 의료기기 사용목적	BMI ☆ 이하이고 복부 피하지방 감소를 원하는 자		
시험대상자 수	총 ◎ 명(시험군: ◎명, 대조군: ◎명)		
연구방법	설계	☑평행 설계 ☐단일 설계 ☐교차설계 ☐기타(명시)	
	디자인	☑우월성 ☐동등성(마진:) ☐비열등성(마진:) ☐차이검정 ☐기타(명시)	
	연구개요	• 다기관, 단일 눈가림(피험자), 전향적, 무작위배정, 비교, 확증 임상시험	
평가지표 및 통계분석 방법	분석대상군	• FA set - 본 임상시험에 무작위배정 되어 시험군 혹은 대조군 모드를 적어도 1회 이상 적용받고 유효성 평가를 한 번 이상 실시한 피험자 전체로 정의한다. • PP set - FA set에 포함된 피험자 중에서 임상시험계획서 위반 없이 임상시험을 완료한 피험자 전체로 정의한다. · 선정/제외기준 위반이 발견된 경우 · 무작위배정 된 임상시험용 의료기기를 적용받지 않은 경우 · 임상시험용 의료기기 적용 횟수가 ☆ 미만인 경우 · 임상시험용 의료기기를 정해진 방법에 따라 적용받지 않은 경우 · 병용금기 요법이 시행된 경우 · 중대한 위반사항 · 그 외 중대한 임상시험계획서 위반으로 간주할 수 있는 경우	
	평가변수	• 일차 유효성 평가변수 - 기저시점(Baseline) 대비 기저시점 후 □주 시점의 복부 피하지방 감소량(mm) • 이차 유효성 평가변수 - 기저시점(Baseline) 대비 기저시점 후 □주 시점의 복부 피하지방 감소율(%)	

	- 기저시점(Baseline) 대비 기저시점 후 □주 시점의 복부 피하지방 감소량(mm) 및 감소율(%) - 기저시점(Baseline) 대비 기저시점 후 □주, □주 시점의 복부 근육 증가량(mm) 및 증가율(%) - 기저시점(Baseline) 대비 기저시점 후 □주, □주 시점의 복부 둘레 감소량(mm) 및 감소율(%) - 피험자 만족도 평가(점) - 개선도 평가(점) • 안전성 평가변수 - 이상사례 - 시술 중 통증(점)
결측치 처리방법	LOCF

■ 최초 제출본

- FA set (Full Analysis set)
  · 본 임상시험에 무작위배정되어 시험군 혹은 대조군 모드를 적용받고 유효성 평가를 한 번 이상 실시한 피험자 전체로 정의한다.
- PP set (Per Protocol Set)
  · FA set에 포함된 피험자 중에서 임상시험계획서 위반 없이 임상시험을 완료한 피험자 전체로 정의한다.
  · 선정/제외기준 위반이 발견된 경우
  · 무작위배정 된 임상시험용 의료기기를 적용받지 않은 경우
  · 임상시험용 의료기기를 정해진 방법에 따라 적용받지 않은 경우
  · 병용금기 요법이 시행된 경우
  · 중대한 위반사항
  · 그 외 중대한 임상시험계획서 위반으로 간주할 수 있는 경우

■ 상담 또는 검토의견

〈보완요청사항〉
- FA set, PP set 정의를 구체적으로 기술할 것.

〈검토의견〉
- FA set 정의에 기술한 "시험군 혹은 대조군의 모드를 적용받고"에 대한 명확한 정의가 필요함.
- 임상시험용 의료기기의 순응도 등을 고려하여 PP set을 정의하지 않았음.

제3장

임상통계 질의응답

I. 시험대상자 수 산출

Q 1.1
시험대상자 수를 무조건 통계적으로 산출해야 하나요?

➡ 식약처에서 승인하는 의료기기 임상시험계획은 연구자 임상시험, 안전성 및 유효성 탐색임상시험, 안전성 및 유효성 확증 임상시험으로 세 가지 종류이다. 연구자 임상시험계획서는 목적에 따라 탐색 또는 확증 임상시험으로 작성될 수 있다. 확증용 임상시험에서는 시험대상자 수 산출을 반드시 통계적으로 구하여야 하지만 탐색임상시험에서는 제외할 수 있다.

연구자 임상시험	임상시험자가 **허가되지 않은 의료기기의 안전성·유효성** 또는 이미 허가(신고)된 의료기기의 **허가(신고)되지 않은 새로운 성능 및 사용목적 등에 대한 안전성·유효성**을 연구하기 위하여 **의뢰자 없이 독자적으로 수행하는 임상시험** 목적에 따라 탐색 또는 확증 임상으로 작성될 수 있음
탐색 임상시험	의료기기의 **초기 안전성 및 유효성 정보 수집, 후속 임상시험의 설계, 평가항목, 평가 방법의 근거 제공 등의 목적으로 실시**되는 임상시험으로, 소수의 피험자를 대상으로 비교적 단기간에 걸쳐 실시되는 초기 임상시험
확증 임상시험	임상시험용 **의료기기의 구체적 사용목적에 대한 안전성 및 유효성의 확증적 근거를 수집하기 위해 설계·실시**되는 임상시험으로 통계적으로 유의한 수의 피험자를 대상으로 실시하는 임상시험

Q 1.2

시험대상자 수 산출 시 필요한 정보 및 근거들은 무엇이 있나요

◈ 임상시험의 일차 유효성 평가변수, 검정력, 유의수준, 임상적으로 유의한 효과크기, 한계값, 표준편차, 탈락률, 그리고 사전에 설정한 통계검정방법 및 분석방법 등이 필요하다. 또한 위 근거항목들을 사용하여 산출 시 사용된 공식, 통계프로그램 이용 시 설정화면 및 결과값을 확인할 수 있도록 임상시험계획서에 제시하여야 한다.

아래에 임상시험 계획승인 민원 중 승인된 사례를 두 가지 제시하였다. 특정 통계프로그램을 적용하여 시험대상자 수를 산출한 설정화면 및 결과값을 확인할 수 있는 화면에는 효과크기, 제1종오류, 검정력, 대조군과 시험군의 대상자 수, 표준편차, 한계값(margin) 등을 포함한다. 아래 그림은 특정 통계프로그램의 설정화면의 예시이며, 실제 임상시험에서 사용하는 통계프로그램에 따라 설정화면이 상이할 수 있다. 따라서 실제 임상시험에서 시험대상자 수 산출 시 사용한 통계프로그램의 설정화면 또는 산출에 대한 근거 문헌을 제시하여야 한다.

□ 통계프로그램 설정화면 및 결과 값을 제시하여 승인된 사례

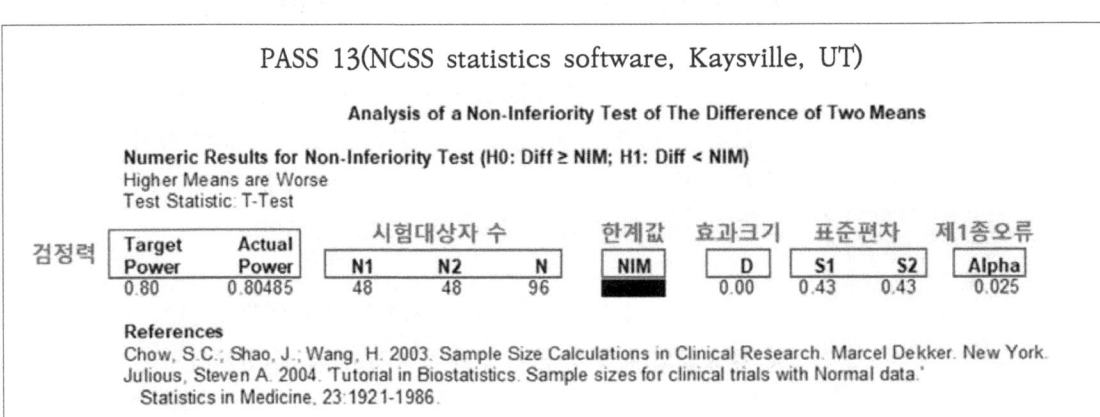

□ 시험대상자 수 산출근거를 제시하여 승인된 사례

총 예상 모집 임상시험 대상자수: ◎명(중도탈락율: 20% 고려)

본 임상시험은 신생 관상동맥 병변을 가진 임상시험대상자를 대상으로 시험기기인 △△△가 대조기기인 □□□에 비해 임상적으로 열등하지 않음을 보이고자 하며, 일차 유효성 평가 변수는 시술 후 1년 시점의 분절 내 후기 내강 소실로 설정하였다. 본 임상시험의 연구목적을 검증하기 위한 통계적 가설은 다음과 같다.

$$H_0 : \mu_r - \mu_c \geq \delta \ vs. \ H_1 : \mu_r - \mu_c < \delta$$

μ_r = 시험군에서의 시술 후 1년 시점의 분절 내 LLL평균
μ_c = 대조군에서의 시술 수 1년 시점의 분절 내 LLL평균
δ = 비열등성 마진

본 임상시험의 대조기기인 □□□를 사용한 다수의 약물방출 관상동맥 스텐트 연구 및 ●●● 연구에서 XXX 를 비열등성 마진으로 적용하고 있는바, 이를 본 임상시험의 비열등성 마진으로 설정하였다. ●●●과 ○○○연구에서 보고된 in-segment LLL의 표준편차는 ●●●의 경우 XXX 와 XXX, □□□의 경우 XXX 와 XXX로, 이들 연구에 포함된 임상시험대상자 수를 가중치로 고려한 합동표준편차인 XXX 를 본 임상시험의 표준편차로 설정하였다.

이를 바탕으로 단측 유의수준 2.5%, 검정력 80% 가정 하에 아래 표본 수 공식으로 산출된 각 군 별 임상시험대상자 수는 ◎명이며, 20%의 중도 탈락률을 고려하여 각 군별 ◎명, 총 ◎명의 임상시험대상자를 본 임상시험에 등록시키고자 한다.

$$n = \frac{2\sigma^2(z_{1-\alpha} + z_{1-\beta})^2}{\delta^2} = \frac{2 \times 0.35^2(1.96 + 0.842)^2}{XXX^2} = ◯$$

Q 1.3

검정력(power)의 크기는 어떻게 설정해야 하나요?

➡ 검정력이란 임상시험에서 실제로 존재하는 효과를 입증하는 힘(확률)을 말한다. 검정력의 크기는 임상시험의 성공과 실패에 결정적인 역할을 하므로 높은 검정력을 갖도록 임상시험을 설계하는 것이 중요하다. 검정력이 충분히 크지 못하면, 시험기기의 효과가 존재한다고 해도 임상시험을 통해 이를 입증하지 못할 가능성이 커진다. 일반적으로 80~90% 이상으로 설정한다.

통계검정방법에 따라 검정력을 구하는 식이 다르고, 다른 요인들을 동일하게 고정한 경우, 표본크기가 클수록 또는 시험기기의 효과가 커지면 검정력은 커진다. 즉 해당 임상시험의 설계 등에 타당하게 검정력을 설정해야 한다.

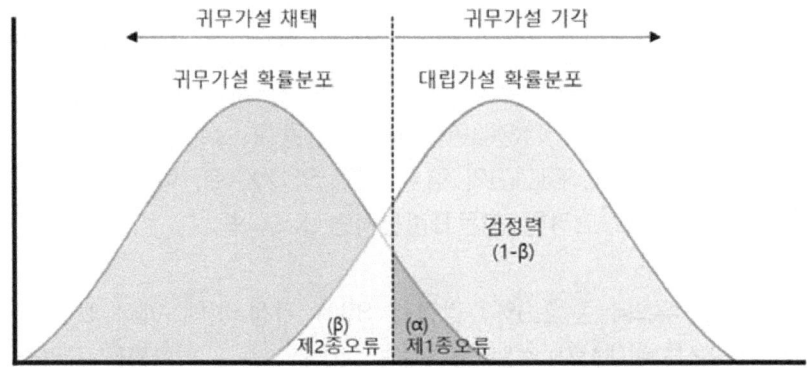

○ 용어설명

귀무가설
대립가설의 입증에 실패하여 채택할 수 밖에 없는 가설

대립가설
시험자가 임상시험을 통해 증명하려는 가설

제1종오류
귀무가설이 참인데도 불구하고 귀무가설을 잘못 기각하는 오류

제2종오류
대립가설이 참인데도 불구하고 귀무가설을 기각하지 못하는 오류

Ⅱ 임상시험 설계

Q 2.1

눈가림은 누구에게 적용해야 하나요?

눈가림(blinding)은 시험대상자, 연구자(시험진행자), 시험결과 측정자, 제 3의 평가자 등에 의해 발생하는 편향을 배제, 혹은 줄이기 위하여 사용되는 방법이다. 시험대상자에게 처리에 관한 정보를 제공하지 않는 눈가림은 반응변수가 주관적으로 측정될 때 특히 중요하다. 예를 들어, 시술 후 시험대상자의 고통완화 정도를 측정하는 경우 시험대상자의 눈가림은 측정의 객관성을 높일 수 있다. 시험진행자에게 처리에 관한 정보를 제한하는 눈가림은 처리의 할당, 자료 분석의 객관성을 증대시킨다. 편향을 최소화하기 위해 다음과 같은 네 가지 눈가림법들이 사용될 수 있다.

1) 한쪽 눈가림법: 시험진행자나 시험대상자 중 한쪽에만 눈가림법이 행해지는 방법이다. 일반적으로 많이 행해지는 한쪽 눈가림법은 시험진행자가 시험의 처리에 관한 정보를 제공받지만 시험대상자는 처리에 관한 정보를 제공받지 못하는 방법이다. 이 경우, 시험대상자는 어떠한 처리가 자신에게 행해지는지 모르기 때문에 위약효과(placebo effect)를 배제할 수 있다. 하지만 시험진행자가 처리에 관한 정보를 가지고 있기 때문에 시험대상자들에 따라 다른 처리방법을 사용할 수 있고, 처리에 관한 정보를 시험대상자에게 유출시킬 가능성이 있다는 한계점이 있다.

2) 양쪽 눈가림법: 시험진행자와 시험대상자 모두에게 시험대상자가 받는 처리를 모르게 하며 제3의 평가자가 시험대상자에게 어떠한 처리가 행해지는지를 결정하고 기록하는 방법이다. 이러한 경우, 위약효과(placebo effect)나 처리에 관한 정보 유출을 배제할 수 있어 객관적인 결과를 가져올 수 있다.

3) 제3자 눈가림법: 시험진행자와 시험대상자는 어떠한 처리를 받는지 알지만 측정자에게는 모르게 하는 방법이다. 의료기기 임상시험의 경우 처치 방법을 시험대상자나 시험진행자에게 눈가림하는 것이 현실적으로 매우 어려운 경우가 많으며, 이 경우 사용할 수 있다.

4) 삼중 눈가림법: 시험의 구성방법에 따라 의미는 변할 수 있지만 일반적으로 시험대상자, 시험진행자 뿐만아니라 제 3의 평가자까지 어떠한 처리가 사용되고 있는지를 모르게 하는 방법이다. 때로는 시험 결과에 대한 객관성을 높이기 위해 제 3의 평가자에 대한 눈가림이 시험진행자에 대한 눈가림보다 더 중요할 수 있다.

〈눈가림법의 대표적인 예시〉

	시험대상자	시험진행자	제3의 평가자
한쪽눈가림법	■		
양쪽눈가림법	■	■	
제3자눈가림법			■
삼중눈가림법	■	■	■

※ 위의 예시는 임상시험에서 대표적으로 사용하고 있는 예시에 해당하며, 실제 진행하는 임상시험 설계에 따라 사용하는 눈가림법이나, 각 눈가림법에서 눈가림이 되는 대상자는 다르게 설정될 수 있음.

Q 2.2

시험대상자 처리배정 방법에는 어떤 것들이 있나요?

➡ 처리나 위의료기기 등을 연구대상자들에게 할당할 때, 선택편향(selection bias)을 최소화 하도록 노력해야 한다. 시험결과와 연관성이 높은 예후인자(prognostic factor)를 가진 시험대상자들이 대조군에 많이 속하고 그렇지 않은 시험대상자들이 시험군에 많이 속하게 되는 경우에는 편향이 발생할 수 있다. 이러한 선택편향을 줄이기 위하여 가장 흔히 사용하는 방법이 무작위배정(randomization) 방법이다. 이 방법을 사용하면 시험대상자가 각 군에 할당될 확률은 동일하며 처치를 제외한 어떤 다른 변수에도 영향을 받지 않게 된다. 특히, 비교대상이 되는 그룹의 수가 적고 시험대상자의 수가 클수록 균형 있게 배분되며 연구자(시험진행자)에 의한 의식적 또는 무의식적 편향도 제거 할 수 있다. 대표적으로 다음과 같은 방법들이 있으며 이외에도 해당 임상시험에 적합한 방법을 적용하여야 한다. 아래에 제시된 각 방법에 대한 예시는 해당 방법에 대한 일반적인 예이며, 실제 임상시험 설계에 따라 무작위방법은 다르게 적용될 수 있음.

1) **무작위배정방법**: 무작위번호 또는 난수표를 사용하여 시험군, 대조군에 무작위로 배정하는 방법으로, 예를 들어 시험대상자에 대한 무작위 번호가 1이 나오면 대조군에, 2가 나오면 시험군에 무작위로 배정하는 방법이다. 무작위 번호에 따라 시험대상자가 대조군 또는 시험군으로 배정되므로, 대조군과 시험군의 수가 동일하게 배정되지 않을 수 있다.

〈무작위배정방법의 대표적인 예시〉

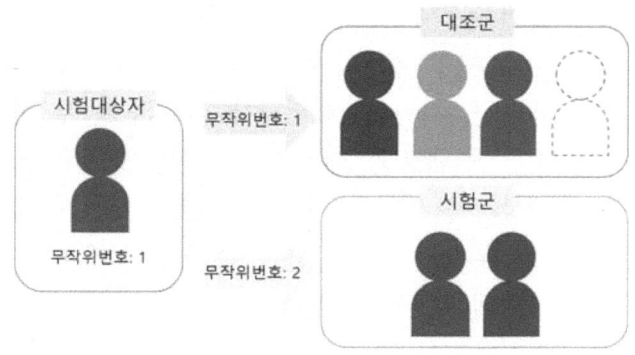

2) **층화 무작위 방법**: 시험대상자들을 여러 개의 층으로 분할한 후, 각 층별로 무작위 할당하는 방법으로, 예를 들어, 시험대상자 10명에 대해, 성별에 따라 1차로 층화를 한 후, 시험군과 대조군으로 무작위 배정하는 방법이다. 층화에 대한 조건은 임상시험설계에 따라서 다르게 설정될 수 있다.

〈층화 무작위 방법의 대표적인 예시〉

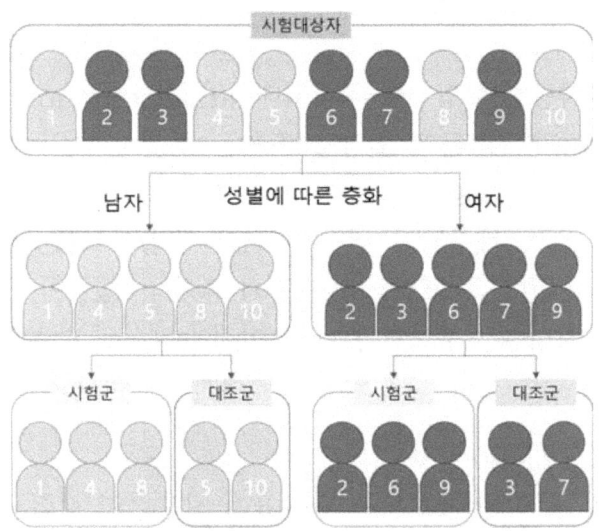

3) **블록 무작위 방법**: 처리집단(대조군과 시험군) 간에 할당되는 시험대상자의 수를 같거나 또는 거의 비슷하게 만들어 주는 방법이다. A가 시험군이고, B가 대조군이라고 정의하고, 4블록에 대해서 시험대상자를 배정하고자 한다면, 시험군과 대조군이 나열될 수 있는 모든 배열 중에서 무작위로 하나의 배열을 선택하여, 시험대상자를 선택된 배열에 따라서 배정하는 방법이다. 예를 들어 무작위로 선택한 배열이 대조군, 대조군, 시험군, 시험군(BBAA)일 경우, 처음 4명의 시험대상자를 순서대로 대조군, 대조군, 시험군, 시험군에 배정하고, 두 번째로 선택한 배열이 시험군, 대조군, 대조군, 시험군(ABBA)일 경우, 다음 4명의 시험대상자를 시험군, 대조군, 대조군, 시험군에 배정하는 방법이다. 블록무작위방법을 블록 수의 설정에 따라 시험군과 대조군이 나열될 수 있는 배열의 경우의 수가 다르게 나타나며, 이는 실시하고자 하는 임상시험 방법에 따라 다르게 적용될 수 있다.

〈블록 무작위 방법의 대표적인 예시〉

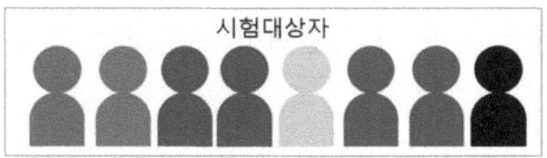

A: 시험군, B: 대조군

AABB BBAA ABAB BABA ABBA BAAB

무작위 선택

BBAA  ABBA

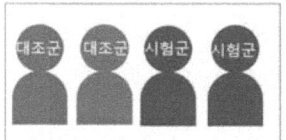 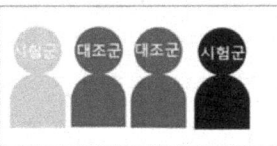

Q 2.3

일차 유효성 평가변수 분석 시 공변량이 포함되면 어떻게 해야 하나요?

➡ 임상시험의 자료 분석에 공변량을 포함시키는 주요 이유는 일차 유효성 평가변수와 공변량간에 상당히 많은 연관성이 있기 때문이다. 그러한 공변량의 보정은 일반적으로 분석의 효율성을 향상시켜, 시험의료기기의 처리효과에 대한 보다 강하고 정확한 증거 (예를 들어 작은 유의확률(p-value)과 좁은 신뢰구간)를 제공한다. 그러나 유의확률(p-value)이 작다는 것만으로는 임상적으로 유의한 효과가 있다고 확신할 수 없으며, 처리효과의 크기와 그 처리효과가 공변량 각 수준에서 일관성있게 나타나는지를 반드시 중요하게 고려해야 한다. 일차 유효성 평가변수와의 연관성이 알려져 있거나 기대되는 공변량에 대해서는 선행 근거(선행 임상시험이나 현재 시행중인 다른 임상시험에서 수집한 데이터를 이용할 수 있음)를 바탕으로, 임상적 차원에서 반드시 정당화되어야 한다. 일차분석에 공변량을 포함하여 분석하는 경우에는 눈가림을 해제하기 전에 임상시험계획서에 명확히 언급하여야 한다. 공변량 처리 및 분석에 관해서는 다양한 모형이나 방법들이 있으므로 해당 임상시험설계에 적합하고 명확하게 기술하여야 한다.

○ 용어설명

공변량
임상시험에서 관심있는 독립변수 이외에 종속변수에 영향을 줄 수 있는 잡음인자를 통제하고자 설정하는 변수를 의미한다. 즉 임상시험 결과변수에 영향을 미칠 수 있는 시험대상자들의 특징을 설명하는 변수이다. 즉, 관심있는 변수가 아니라 종속변수에 영향을 미칠 수 있는 변수로, 독립변수의 잔여효과를 더 정확하게 발견하기 위해 통제되어야 하는 변수

유의확률
귀무가설을 기각할 수 있는 최소의 유의수준으로, 확률변수가 임의의 실측값(통계량, 평균 등) 보다 더 극단적인 값을 갖게 될 누적확률로 유의확률이 사전에 정해진 유의수준보다 작으면 귀무가설을 기각한다.

Q 2.4

일차 유효성 평가변수는 어떻게 설정해야 하나요?

➲ 임상시험에서 밝히려고 하는 가장 중요한 목표(의료기기의 효과)를 정확히 나타내 줄 수 있는 변수를 일차변수로 정한다. 여러 측정변수 중, 의학적 중요도 및 객관적 측정 가능도 등에 근거하여 구체적으로 변수를 선택한다. 기존의 임상시험이나 연구에서 이미 사용되어진 것으로써 연구자(시험진행자)들에게 친숙한 변수를 사용할 것을 추천한다. 또한 일차변수는 의료기기 임상 시험의 시험대상자를 대상으로 측정이 가능한 신뢰할 수 있는 변수여야 하며 일차변수를 기반으로 표본수가 계산되어야 한다.

한 개의 변수로 일차목표를 측정하는 것이 불가능한 경우, 여러 측정변수들을 연계하여 복합변수를 만들어 낼 수 있다. 이러한 연계 방법은 임상시험계획 단계에서 구체적으로 서술되어야 하며, 의학적 중요도에 비추어 변수가 해석 가능해야 한다. 복합 변수가 일차변수로 선택될 경우 복합변수를 구성하는 개별적 변수들의 재분석 결과도 추가로 제시하는 것이 좋다.

□ 일차 유효성 평가변수 설정 관련 승인사례

임상시험 목적	퇴행성 요추질환으로 경추간공 경유 요추 추체간 유합술(TLIF)이 필요한 환자를 대상으로 국소자가골+△△△ 또는 국소자가골+자가장골을 적용한 후 ○개월 시점의 척추체간 골유합율 및 안전성을 비교 평가하여 <u>△△△가 자가장골에 비해 임상적으로 열등하지 않음을 확인하고자</u> 한다.
일차 유효성 평가변수 임상적 정의	<u>1) 수술 후 ○주 시점의 컴퓨터 단층 촬영(CT) 상 골유합율(%)</u> 시험기기 또는 대조기기 적용 후 ○주 시점에 얻어진 컴퓨터 단층 촬영(CT) 결과를 통해 5인의 독립된 평가자가 골유합 여부를 판단한다. 평가자는 연구과정에 참여하지 않은 독립된 평가자인 정형외과 전문의 5인으로 하고, 눈가림을 유지한 상태로 평가를 시행한다. 또한, 평가자의 결과가 상반된다면 5명의 평가자가 상의하여 유합 혹은 불유합으로 결정하도록 한다. 골유합의 평가 기준은 아래와 같다. 골유합의 판정 기준은 추체종판과 케이지 내의 시험기기 또는 국소자가골 사이에 틈이 없으면서 결합되거나 골소주가 연결된 부분이 관찰되고 관상면이나 시상면 중 어느 곳이라도 상하 추체종판과 동시에 유합된 경우 유합으로 판정한다.

일차 유효성 평가변수 통계분석 정의	1) 수술 후 ○주 시점의 컴퓨터 단층 촬영(CT) 상 골유합율(%) 수술 후 ○주 시점에 시행한 CT 사진 평가에 의해 골유합이 확인된 시험대상자에 대하여 각 군별로 빈도(N)와 비율(%)을 제시하고, 시험군과 대조군간 골유합율(%) 차이와 그에 대한 97.5% 단측 신뢰구간의 하한치(lower limit)를 제시한다. 두 치료군간 차이에 대한 97.5% 단측 신뢰구간의 하한치가 - XX % 이상이면, 시험군과 대조군과 비교하여 비열등함이 입증된 것으로 판단한다. 신뢰구간은 정확 신뢰구간을 사용한다. [통계학적 분석] 골유합율(%) = $\dfrac{\text{수술 후 ○주 시점에서 골유합에 성공한 피험자 수}}{\text{임상시험용 의료기기를 적용받은 피험자 수}} \times 100$

III. 통계분석

Q 3.1
신뢰구간의 해석을 어떻게 해야 하나요?

➔ 크기가 n인 표본을 추출해서 모평균 μ에 관한 신뢰구간을 구하는 실험을 100번 실시했을 경우, 이렇게 얻어진 신뢰구간들 100개 중 95개는 모르는 모평균 μ를 포함하고 있을 것이고, 나머지 5개 정도는 모수 μ를 포함하고 있지 않을 것으로 해석한다.

대조군과 실험적 중재를 비교하는 오즈비와 같이 미지의 수에 대한 통계 추정값의 불확실성의 정도는 보통 점추정과 95% 신뢰구간으로 나타내기 때문에 임상시험에서 유효성 평가변수의 통계분석 결과는 점추정치 뿐만 아니라 95% 신뢰구간도 제시하여야 한다.

점추정치	**모수를 하나의 값으로 추정하는 것**으로, 평균, 분산, 표준편차 등이 있다
신뢰구간	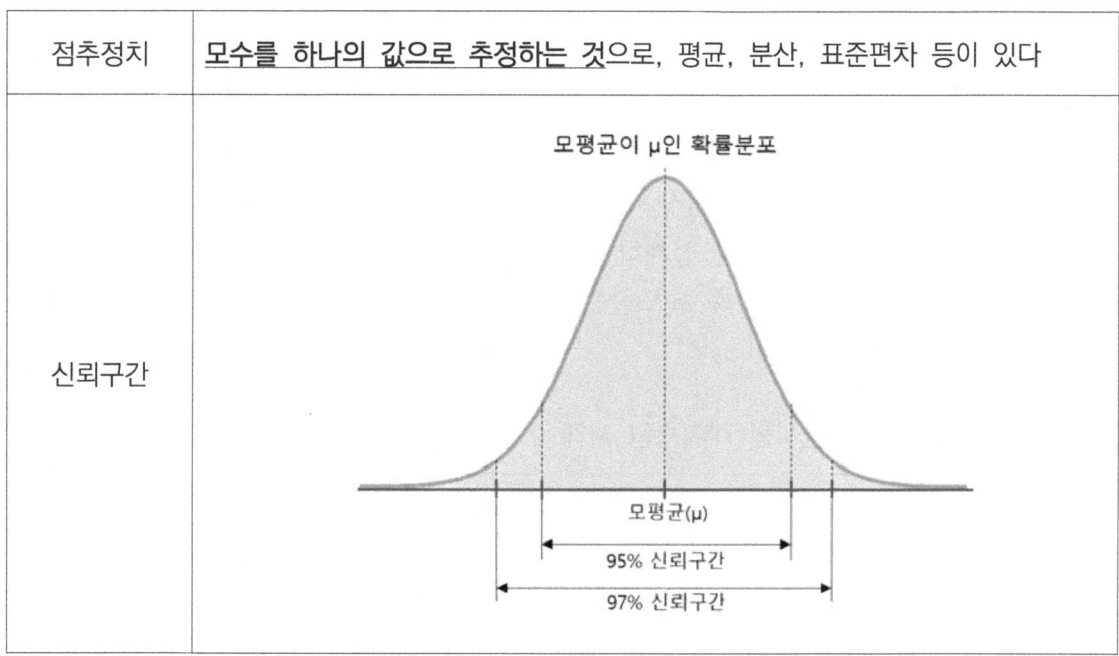

Q 3.2

통계적 유의성이란 무엇인가요?

➲ 임상시험 연구목적에 타당한 가설을 설정하고, 이때 설정된 귀무가설을 임상시험 계획서에 기술된 방법 및 유의수준에 따라 기각해야 함을 의미한다.

참고 : 임상시험에서 통계적 유의성뿐만 아니라, 임상적 유의성도 동시에 만족해야 임상시험의 결과가 성공이라고 말할 수 있다.

Q 3.3

결측치 처리를 어떻게 해야 하나요?

➲ 실제 임상시험에서 결측치는 항상 발생한다. 이에 따라 결측치를 처리하는 방법이 합리적이고 임상시험계획서에 미리 정의되어 있다면 임상시험은 타당한 것으로 생각할 수 있다. 하지만 현재까지 결측치를 처리하는데 공통적으로 권장되는 방법은 없다. 결측치를 처리하는 방법을 달리함에 따라 분석 결과가 달라지는지의 유무를 검토하는 것이 중요하고 특히 결측치가 많이 발생하는 경우 유용하다.

하지만 결측치 보정에 앞서 임상시험을 계획할 때부터 가능한 결측치를 최소화 할 수 있는 방법으로 임상시험을 설계하는 것이 좋으며, 임상시험 진행 시 시험대상자가 최대한 잘 따라올 수 있도록 유도하는 등 결측치가 최대한 발생하지 않도록 하는 것이 제일 좋다.

□ 결측치 처리 관련 임상시험 계획승인 사례

일차 유효성 평가변수	이번 임상 시험에서 사용할 일차 유효성 평가기준은 ○○○ 이다. ... 일차 유효성 평가변수에 대한 시험군과 대조군에서의 통계분석 시점은 △ 차 치료 후 ○○○값을 평가한 시점으로 한다. 각 그룹의 측정결과에 대하여 independent t-test를 이용하여 그룹 간 유의차 검증을 진행하며, 각 그룹간의 변수의 영향력을 반복측정 분산분석(Repeated ANOVA)을 통하여 검증을 진행한다.

이차 유효성 평가변수	치료 후 코호트 연구에서 △△△ 평가도구로 ●●●를 이용하여 치료 전, 후 △△△의 호전 정도를 평가한다. ●●●는 ... △△△을 평가받아 그룹 간에 공분산분석(ANCOVA)의 통계적 차이가 있는 경우에 △△△의 개선에 효과가 있다고 판정한다. ... 통계분석 시점은 △ 차 치료 후 ●●●을 평가한 시점으로 한다.
해석방법	ITT(intension to treat) 분석의 경우 모든 무작위 배정된 연구대상자를 대상으로 분석하게 되며, PP(per-protocol) 분석의 경우는 탈락이나 중도 포기의 경우의 데이터를 제하고 최종분석자료를 갖춘 데이터만을 ... 본 임상시험의 유효성과 안전성의 분석은 ITT분석을 주로하여 수행될 것이며, 보조적으로 PP분석이 이용될 것이다. 결측치의 처리는 무작위 배정에 포함된 모든 연구자중... LOCF(last observation carried forward)의 방식에 의하여 값을 추가한 후 ITT분석에 활용할... 유효성 분석은 p값 0.05 이하를 유의수준으로 한다.
안전성 평가방법	이상반응은 임상시험을 하기 전에는 관찰되지 않았던 증상이 시험 후에 새로이 나타나는 것으로서... 발현된 모든 예측되는 부작용 및 이상반응은 빈도를 기록한다. 이상반응에 대한 안전성을 측정하기 위하여 두 군 간 차이를 보이는지 카이제곱검정을 이용하여 분석한다.

Q 3.4

일차 유효성 평가변수가 다중변수일 경우 어떻게 해야 하나요?

➡ 다중성이 존재할 때, 임상시험 자료를 분석하기 위한 일반적인 확률론적 접근법은 제1종오류 보정을 필요로 한다. 다중성은 다중일차변수(multiple primary variables), 치료법의 다중비교, 여러 시점의 반복 비교 및 중간 분석 등으로부터 발생한다. 주요 일차 유효성 평가변수의 확정 (다중변수의 경우), 결정적인 치료비교 대조 선택 (다중비교의 경우), 요약된 값 등을 사용하여 가능하다면 다중성을 피하거나 줄이는 방법을 사용하는 것을 권장한다.

확증 임상시험에 관한 분석의 경우, 이러한 종류의 방법들을 적용한 후에도 다중성의 요소가 남아있다면 임상시험계획서 내에 이를 명시해야 한다. 요컨대, 제1종오류의 보정과 그 구체적인 방법을 항상 고려하며, 만일 이러한 보정이 필요하지 않다고 판단될 경우 그 판단 근거를 분석 계획 내에 기술한다. 이 외에도 임상시험 설계 및 검정방법에 타당한 보정방법을 기술하여야 한다.

참고

임상통계 용어해설

계획서 순응 임상시험대상자군, Per Protocol Set

과학적 모형을 이용하여 분석하였을 때 이들 자료로써 충분히 치료효과를 나타낼 수 있도록 임상시험 계획서에 순응하여 연구를 종료한 연구대상 집단에서 얻어진 자료를 말한다. 여기서 순응도는 치료의 노출에 대한 고려, 측정치의 활용가능성, 그리고 주요한 임상시험 계획서 위반사항이 없다는 것을 포함한다.

권장용어와 유사용어, Preferred and Included Terms

유사용어는 연구자가 약물 부작용을 기술하는데 사용하는 각종 다른 용어를 코드화하는데 가장 하위 수준의 용어이고, 권장용어는 전통적으로 부작용 발생의 빈도를 보고하는데 대표적으로 사용하는 용어를 말한다(MedDRA와 같은 계층적인 의학용어 사전에서 분류하여 기록됨). 예를 들면, 연구자가 기술한 경우에 유사용어로 'point pain'으로 코드화 될 수 있으나, 권장용어로는 'Arthralgia'로 보고된다.

내용 타당도, Content Validity

어떤 변수가 측정하고자 하는 내용을 얼마나 정확히 측정하였는지의 정도를 나타내는 지표이다.

눈가림 상태에서의 (자료)검토, Blind Review

계획된 분석을 종료할 목적으로 임상시험의 종료시점과 눈가림 해제사이 기간 동안에 연구 자료를 검토·평가하는 것을 말한다.

다기관 임상시험, Multicentre Trial

하나 이상의 기관에서 단일 계획서에 따라 수행된 임상시험을 말하며, 다기관에서 행해지므로 한 명 이상의 연구자에 의해 수행된다.

대리변수, Surrogate Variable

임상 효과의 직접적인 측정이 쉽지 않거나 불가능한 상황에서 간접적으로 효과를 측정해주는 변수를 말한다.

독립적 자료 모니터링 위원회(IDMC), Independent Data Monitoring Committee

독립적 자료 모니터링 위원회는 임상시험의 진행, 자료의 안전성, 임상적인 유효성 평가변수를 정기적으로 평가하기 위해 의뢰자에 의해 설립될 수 있고, 이 위원회에서는 임상시험의 지속, 변경, 중단 여부에 대해 의뢰자에게 조언한다.

동등성 평가시험, Equivalence Trial

두 가지 혹은 그 이상의 치료 반응이 임상적으로 중요하지 않은 양만큼 차이가 남을 입증하는 것을 주 목적으로 하는 임상시험을 말한다. 보통 이것은 진정한 치료차이가 임상적으로 받아들일 수 있는 차이의 상한과 하한의 범위내에 있다는 것을 보임으로써 입증할 수 있다.

메타분석, Meta-Analysis

동일한 주제에 대해 수행된 두 가지 이상의 임상시험으로부터 정량적인 증거를 평가할 목적으로 행하는 분석을 말한다. 일반적으로 다른 여러 임상시험의 결과로 제시된 요약 통계량을 통계적으로 결합하는 과정을 가장 흔히 사용하지만, 때로는 원 자료를 결합하여 분석하는 것을 의미하기도 한다.

모든 분석 대상자군, Full Analysis Set

'배정된 대로 분석' 원칙에 의해 제공되는 개념과 가능한 한 근접하는 이상적인 연구대상 집단을 말한다. 이것은 모든 무작위 배정된 대상자로부터 최소한의 제외사유가 정당한 연구대상자를 제거한 임상시험 대상자 군이 된다.

민감도 분석

민감도분석이란 분석방법 또는 모형과 그에 대한 가정의 변경, 더 나아가 요인의 추가 및 변경이 분석의 결과에 미치는 영향을 알아보는 방법이다.

'배정된 대로 분석' 원칙, Intention-To-Treat Principle

무작위 배정된 모든 연구대상자는 처음 배정된 치료군에 속한 것으로 하여 주 분석을 시행하여야 한다는 원칙이다. 즉, 치료군에 배정된 연구대상자는 계획된 치료에 순응하는지에 상관없이 배정된 군의 구성원으로 추적 관찰되고, 평가되고, 분석되어야 한다는 것이다.

베이지안 접근법, Bayesian Approaches

미지의 모수(예, 치료효과)에 관한 실제 관측이전의 지식을 사전분포라는 확률분포로 나타내고 여기에 관찰된 자료를 결합하여 사후분포를 제공해주는 자료 분석법을 말한다. 여기서 구한 사후분포는 미지의 모수에 관한 모든 통계적 추론을 위한 근거로 사용된다.

편향(통계적 & 실행적), Bias(Statistical & Operational)

치료효과를 추정하기 위한 임상시험의 계획, 수행 및 결과해석 과정에서 치료효과의 추정치를 참 값과 벗어나게 만드는 요소들의 계통적 경향성을 말한다.

연구수행상의 이탈로부터 기인한 편향을 '실행적 편향' 이라 하며, 위에서 열거한 다른 원인인 분석과 결과해석 단계에서 기인한 편향을 '통계적 편향' 이라 한다.

비열등성 평가시험, Non-Inferiority Trial

새로운 치료약의 결과가 비교하는 약(기존 치료약이나 위약)보다 임상적으로 열등하지 않음을 입증하는 것을 주목적으로 하는 임상시험을 말한다.

상호작용(정성적 & 정량적), Interaction(Qualitative & Quantitative)

상호작용은 치료효과의 차이가 연구대상이 되는 약물이 아닌 다른 요인에 의해 영향을 받는 상황을 말한다. 예를 들어 치료군과 대조군간 치료효과의 차이가 각 센터에 따라 변화되는 상황을 말한다. 정량적 상호작용은 치료효과 차이의 크기가 요인의 수준에 따라 다르게 나타나는 상황을 말하며, 정성적 상호작용은 요인의 적어도 한 수준에서 치료효과 차이의 방향이 다르게 나타나는 것을 말한다.

안전성과 내약성, Safety & Tolerability

안전성은 일반적으로 임상검사, 활력징후(vital signs), 임상적인 이상반응(질병, 증상 및 증후) 그리고 다른 특수 안전성 검사(예, 심전도 검사, 안과검사 등)에 의해 임상시험에서 평가되는 연구대상자의 의학적 위험도와 관련이 있다. 내약성은 임상적으로 명백한 이상반응을 연구대상자가 참아낼 수 있는 정도를 나타낸다.

우월성 평가시험, Superiority Trial

새로운 치료약의 결과가 비교대조 약(기존 치료약이나 위약)보다 우월함을 입증하는 것을 주목적으로 하는 임상시험을 말한다.

이중위약, Double-Dummy

두 치료제가 동일하지 않을 때 눈가림법을 유지하기 위하여 사용하는 방법이다. 치료제 A에 대한 위약과 치료제 B에 대한 위약을 준비하여, 각 연구대상자에게 A 치료제와 B 위약 또는 A 위약과 B 치료제 두 가지 경우의 조합 중 한 가지를 배정하게 된다.

일반화, Generalisability, Generalisation

임상시험의 결과를 시험에 참여한 연구대상으로부터 더 넓은 범위의 환자집단과 임상상황에까지 적용시킬 수 있는 정도를 말한다.

종합평가변수, Global Assessment Variable

환자의 상태나 그 변화에 대한 객관적인 변수와 연구자의 전반적인 의견을 통합하는 단일 변수를 말하며, 일반적으로 순서화된 범주형 척도로 나타낸다.

중간분석, Interim Analysis

임상시험을 공식적으로 종료하기 전 어느 시점에서나 치료군간에 유효성이나 안전성을 비교·평가하기 위하여 시행하는 분석을 말한다.

중도탈락, Dropout

임상시험의 연구계획서에서 요구된 마지막 방문까지 계속할 수 없는 이유를 가져 관찰이 중단된 연구대상을 말한다.

치료효과, Treatment Effect

임상시험의 치료로 인해 나타난 효과를 말한다. 대부분의 임상시험에서 연구대상 치료효과는 2개 이상의 치료군에 대한 비교에 있다.

치료 중 발생한 이상반응, Treatment Emergent

치료 전에는 없었던 반응이 치료 도중 나타났거나, 어떤 반응이 치료 전의 상태보다 더 악화된 경우를 말한다.

통계 분석 계획서, Statistical Analysis Plan

통계분석계획은 임상시험 계획서에서 언급된 분석의 주요한 특성을 보다 기술적이고 상세하게 포함하고 주 변수와 이차변수의 통계적 분석 수행을 위한 보다 자세한 처리절차를 포함하는 내부문서를 말한다.

평가자간 신뢰도, Inter-Rater Reliability

서로 다른 평가자가 각기 다른 상황에서 평가하였을 때 그 결과가 동일하게 나타나는 정도를 말한다.

평가자내 신뢰도, Intra-Rater Reliability

같은 평가자가 다른 상황에서 평가하였을 때 결과가 동일하게 나타나는 정도를 말한다.

확률 통계적 방법, Frequentist Methods

동일한 실험 조건이라는 가정하에서 얻어지는 결과의 빈도를 이용하여 유의성 검정과 신뢰구간을 구하는 등의 통계적 방법을 말한다.

※ 참고문헌

1. 의료기기 임상시험 관련 통계기법 가이드라인. 식품의약품안전평가원, 2010
2. 임상통계 사례집 2012, 식품의약품안전처, 2012
3. 의약품 임상시험 통계 가이드라인, 식품의약품안전처 식품의약품안전평가원, 2016
4. Statistical Principles for Clinical Trials, ICH E9, Step5, 1998
5. Choice of Control Group and Related Issues in Clinical Trials, ICH E10, 2001
6. Points to consider on multiplicity issues in clinical trials, EMEA, 2002
7. Points to consider on adjustment for baseline covariates, EMEA, 2003
8. Guideline on the choice or the Non-Inferiority Margin, EMEA, 2005
9. Guidance for Industry Non-Inferiority Clinical Trials, FDA Draft Guidance, 2010
10. 강승호, 신약개발에 필요한 임상통계학, 2019
11. 이홍만, 안형진, 최혁. 의료기기 임상시험의 설계와 수행. 신흥메드싸이언스
12. Bernard Rosner. Fundamentals of Biostatistics 7th. ed. BROOKS/COLE
13. Bland JM, Altman DG. (1995) Multiple significance tests: the Bonferroni method. British Medical Journal 310 170.
14. Bland M. (2000a1) An Introduction to Medical Statistics, 3rd. ed. Oxford University Press, section 9.10.

편 집 위 원 장 : 최영주
편 집 위 원 : 김문신, 김건소, 박봉서, 정지원, 박애란, 김선희, 이민규

의료제품 임상통계 상담사례집 2022

초판 인쇄 2022년 10월 27일
초판 발행 2022년 10월 31일

저 자 식품의약품안전처 식품의약품안전평가원
발행인 김갑용

발행처 진한엠앤비
주소 서울시 서대문구 독립문로 14길 66 205호(냉천동 260)
전화 02) 364 - 8491(대) / 팩스 02) 319 - 3537
홈페이지주소 http://www.jinhanbook.co.kr
등록번호 제25100-2016-000019호 (등록일자 : 1993년 05월 25일)
ⓒ2022 jinhan M&B INC, Printed in Korea

ISBN 979-11-290-3275-1 (93570)   [정가 12,000원]

☞ 이 책에 담긴 내용의 무단 전재 및 복제 행위를 금합니다.
☞ 잘못 만들어진 책자는 구입처에서 교환해 드립니다.
☞ 본 도서는 [공공데이터 제공 및 이용 활성화에 관한 법률]을 근거로 출판되었습니다.